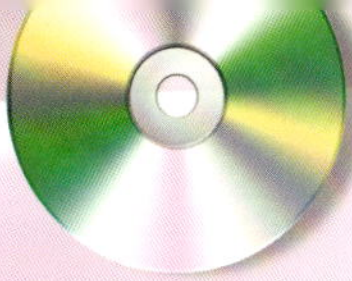

DVDでよくわかる！

自《じ》彊《きょう》術《じゅつ》

東洋医学をルーツとする
日本初の健康体操

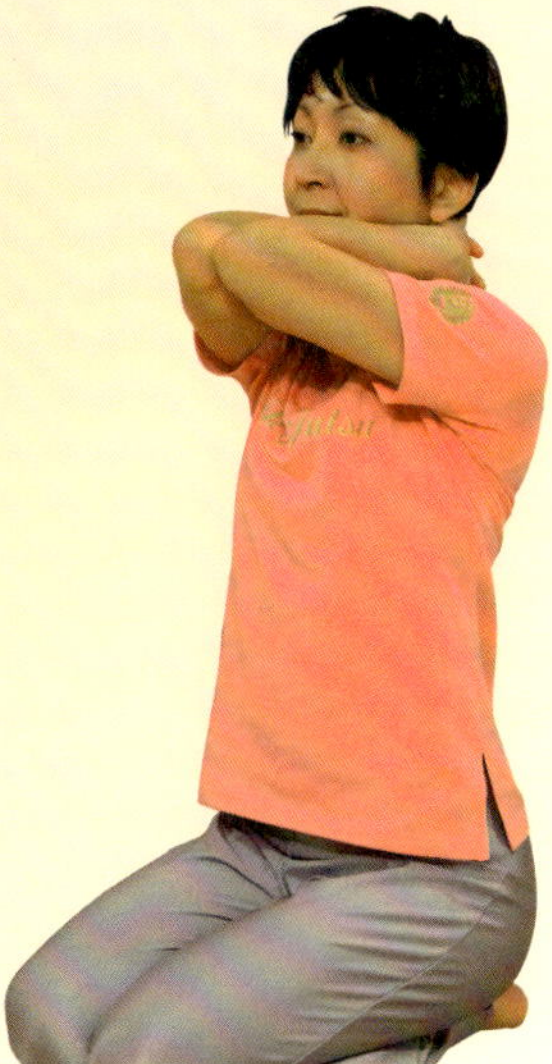

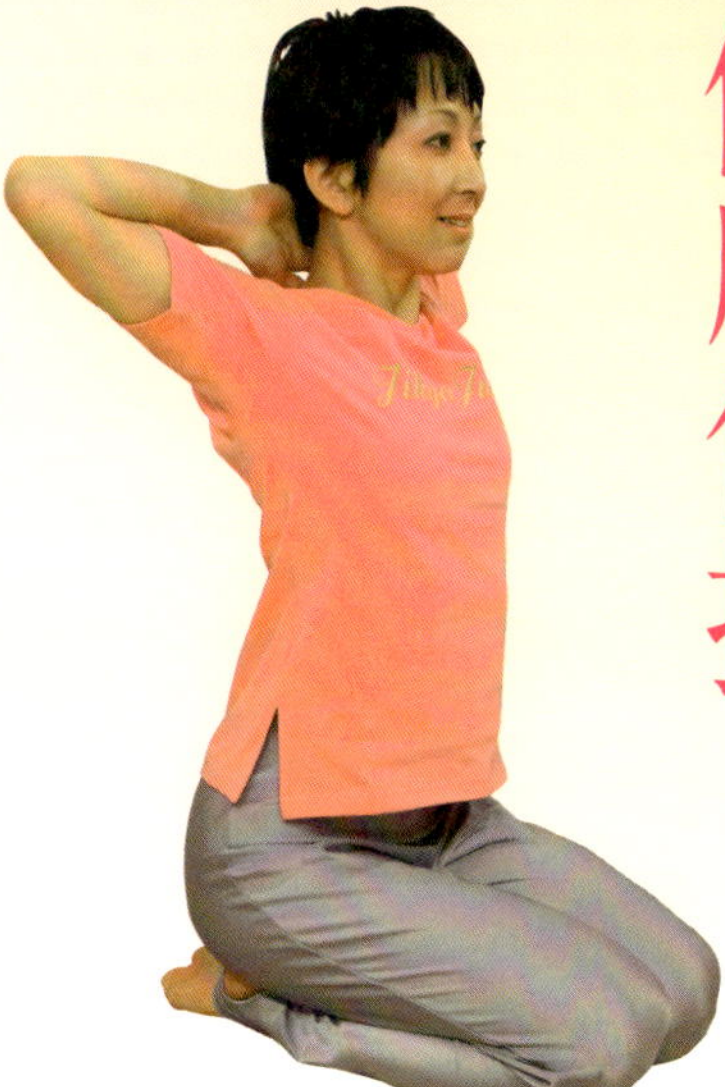

はじめに

ダマされたと思って やってみてください

「自彊術？　なんだか難しそう。私にはムリかも」

「31の動作？　体力的にすべてやる自信がない」

自彊術を知らない方の中には、尻込みしてしまう方もいるのでは？

そんな不安を解消し、手っ取り早く自彊術の効果を実感していただくために、ひとつの動きをご紹介します。ぜひ、**ダマされたと思ってやってみてください**。

どうですか？「**カラダがやわらかくなった！**」とはっきり実感できたのでは？

これは「第21動」という動きで、自彊術の代表的なストレッチ運動のひとつです。

頭から首にかけての背面や、背中、腰の筋肉、「ハムストリング」といわれる太ももの裏側など、カラダ全体の筋肉をまんべんなくストレッチできるので、長時間のデスクワークなどで**凝り固まったカラダを気持ちよくほぐしてくれます**。

効能は、それだけではありません。

この動きは逆立ち的な要素を多く含んでいます。足をポンプにして血液を頭部に送り込むことで脳が活性化し、疲労回復やリフレッシュ効果はもちろん、**肩こりや偏頭痛などにも高い効果が期待できます**。

第21動を入り口に、あなたも今日から自彊術をはじめてみませんか？

コレ、できますか？

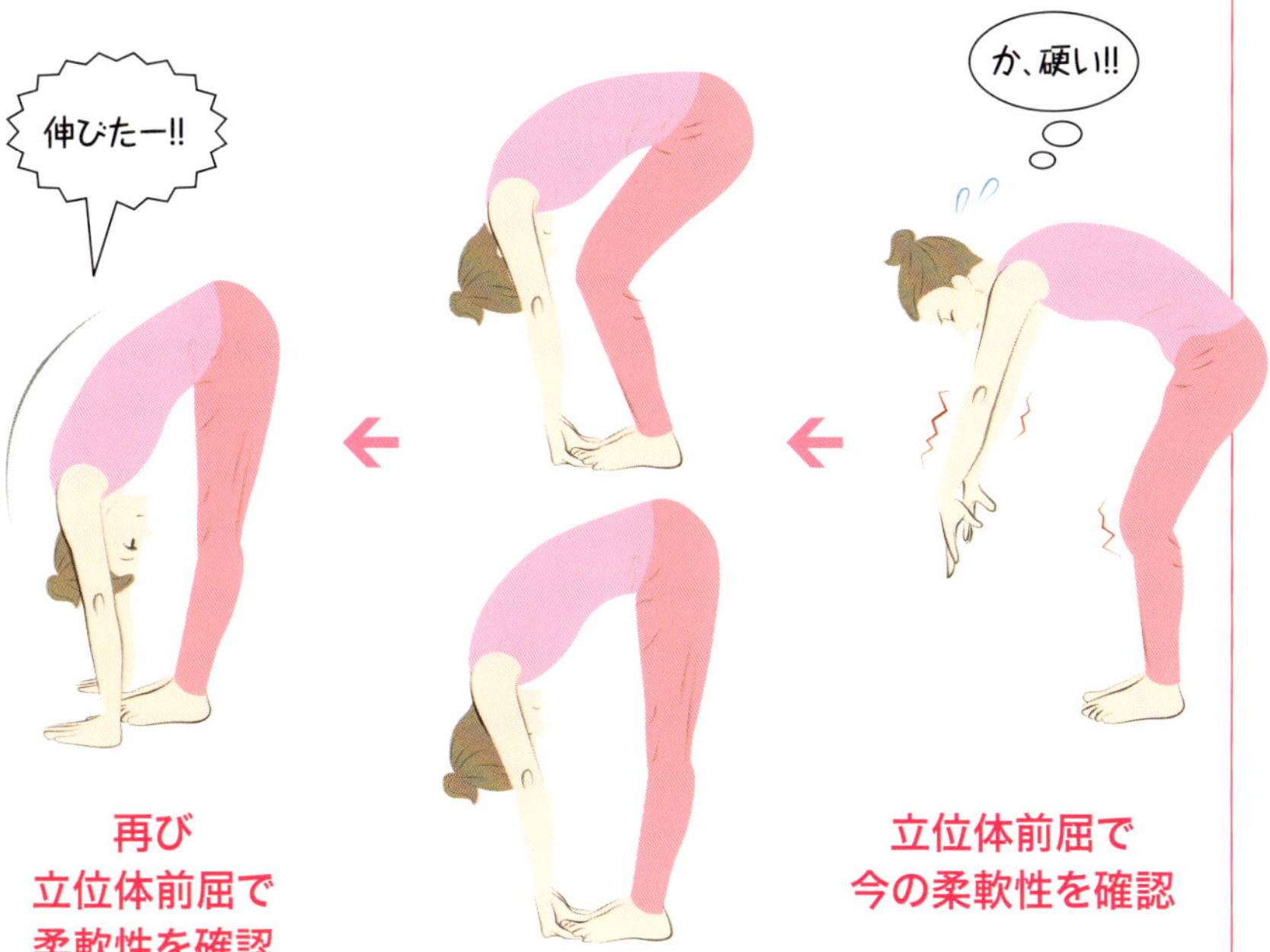

再び
立位体前屈で
柔軟性を確認

立位体前屈で
今の柔軟性を確認

ヒザを「く」の字に曲げる・伸ばす
を3～4回

立位体前屈の要領で上体を曲げ、両手の指先が床にどれくらいつくか確認しておきましょう。続いて上のイラストどおり、ヒザを「く」の字に曲げる→伸ばす、という動きを繰り返します。

3～4回ほど繰り返したら、再度、立位体前屈にトライ。どうですか？　先ほどよりペタリと手のひらまでつくようになったなど、ほとんどの方が「柔軟性が増した」と実感できるはずです！

第21動のやり方は48ページへ!

もくじ

付録 DVD の映像は、こちらの QR コードをスマートフォンやタブレット型パソコン等付属のカメラで読み取ることでも視聴可能です。※「QR コード」は株式会社デンソーウェーブの登録商標です。

実技モデル ● 石井万稚

企画 ● 朝岡秀樹（編集スタジオあまがえる）

書籍部構成 ● 藤村幸代

スチール撮影 ● 馬場高志

イラスト ● 佐藤末摘

書籍デザイン ● ギール・プロ

DVD映像制作 ● 高澤泰一／石田勇記

[動画に関する注意]
映像は、インターネット上の動画投稿サイト（YouTube）にアップしたものに、QR コードを読み取ることでリンクし、視聴するシステムを採用しています。経年により、YouTube や QR コード、インターネットのシステムが変化・終了したことにより視聴不良が生じた場合、著者・発行者は責任を負いません。また、スマートフォン等での動画視聴時間に制限のある契約をされている方が、長時間視聴された場合の視聴不良等に関しても、著者・発行者は責任を負いかねます。

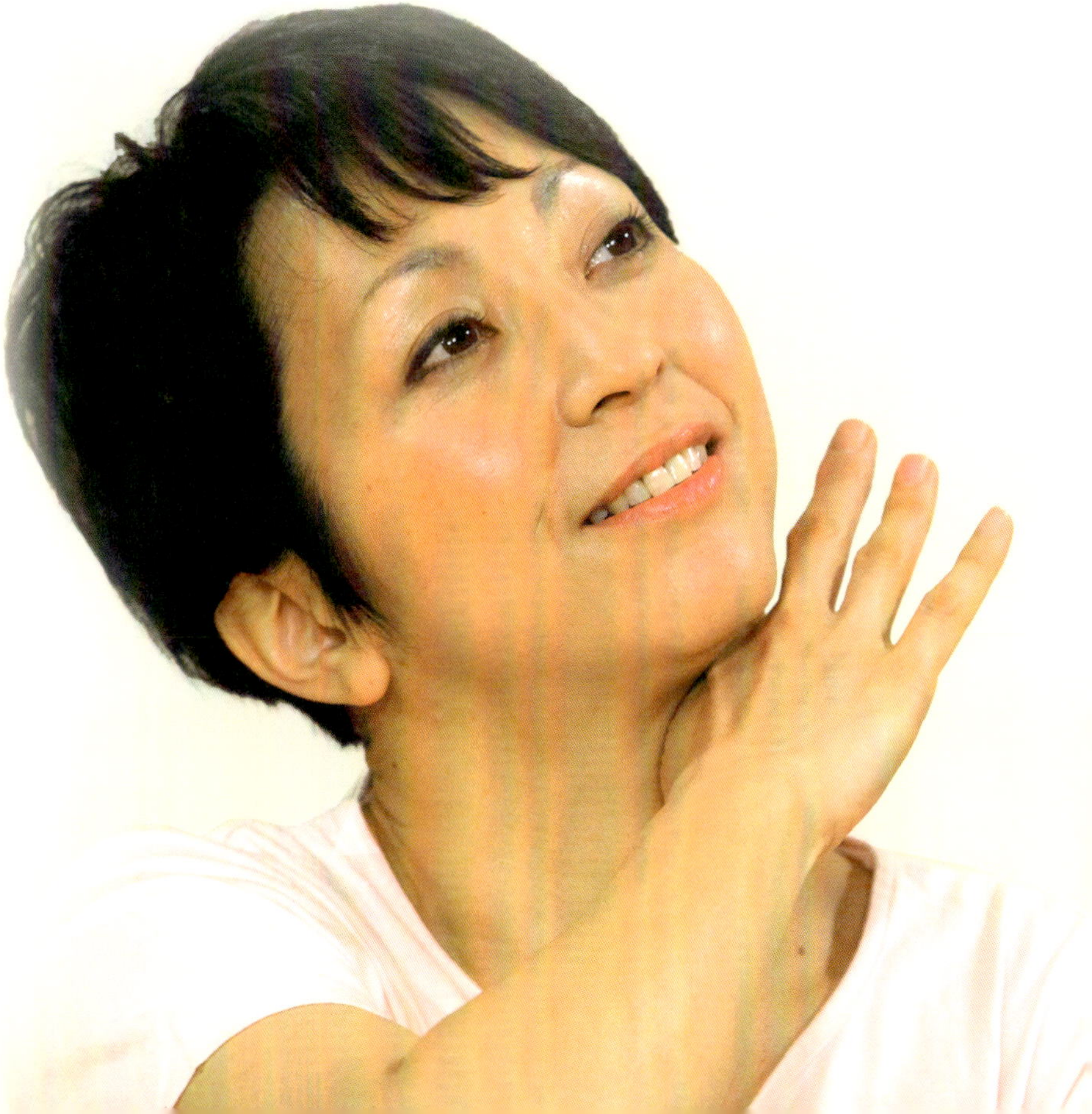

自彊術でカラダとココロはこれだけ変わる

1日15分、一畳ぶんのスペースで手軽にできる自彊術
継続すればカラダとココロに嬉しい変化が訪れます

Merit 1

誰でも続けられる

31の動作に難しい動作は皆無。運動不足や体力に不安のある方でも今日から気軽にはじめられます。自室のわずかなスペースで時間を選ばずできるのも嬉しいメリット。

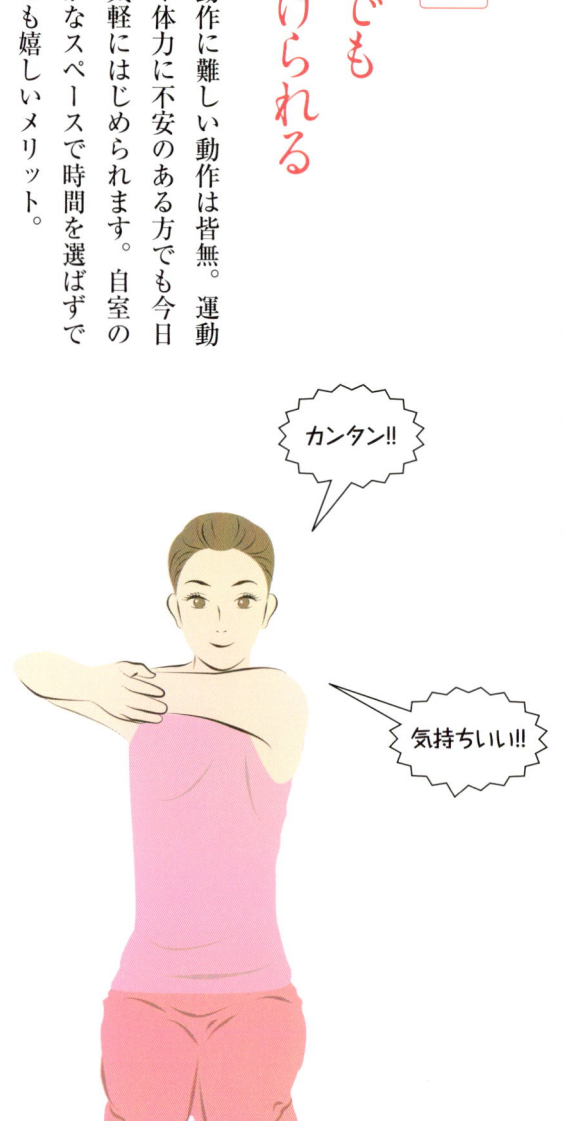

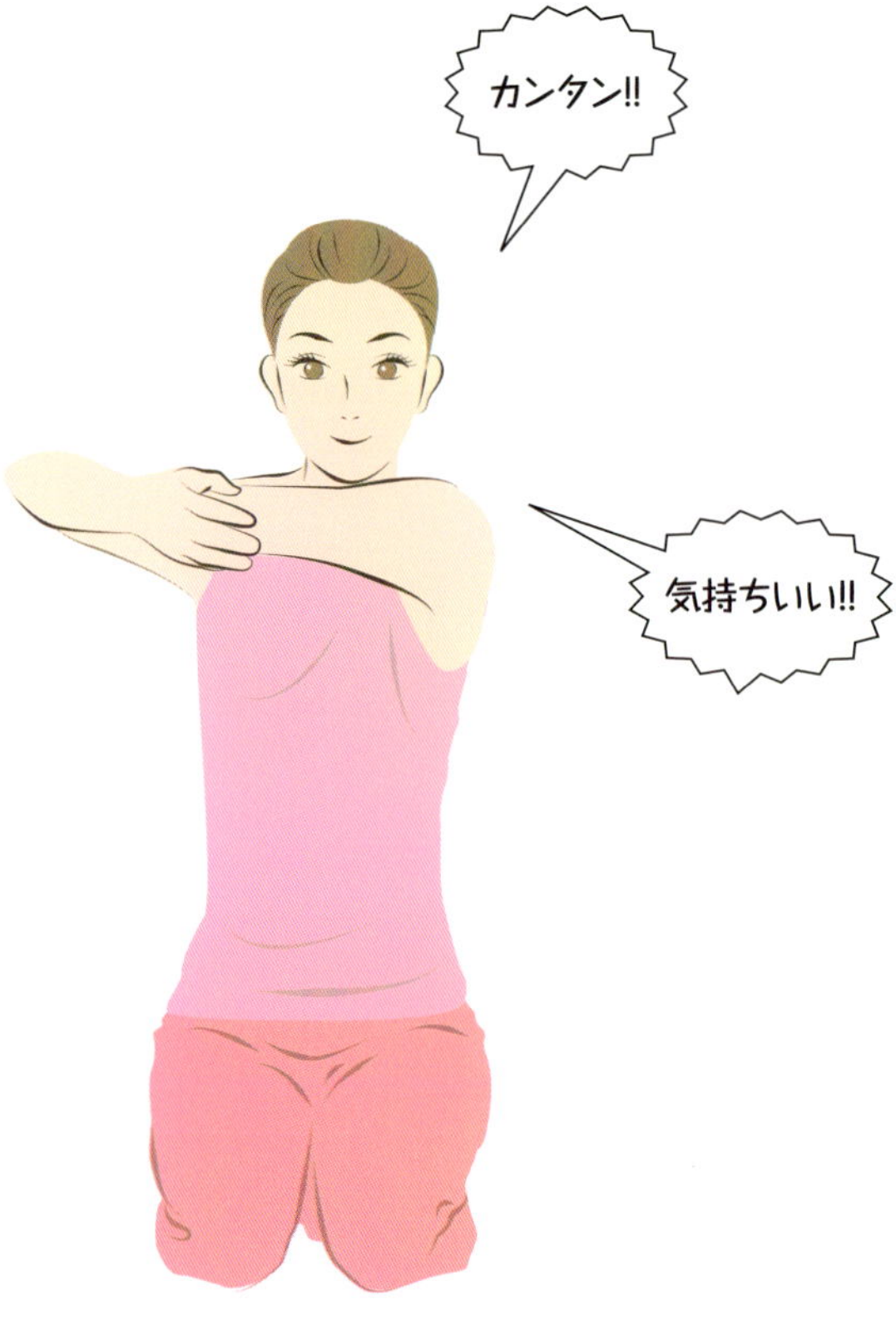

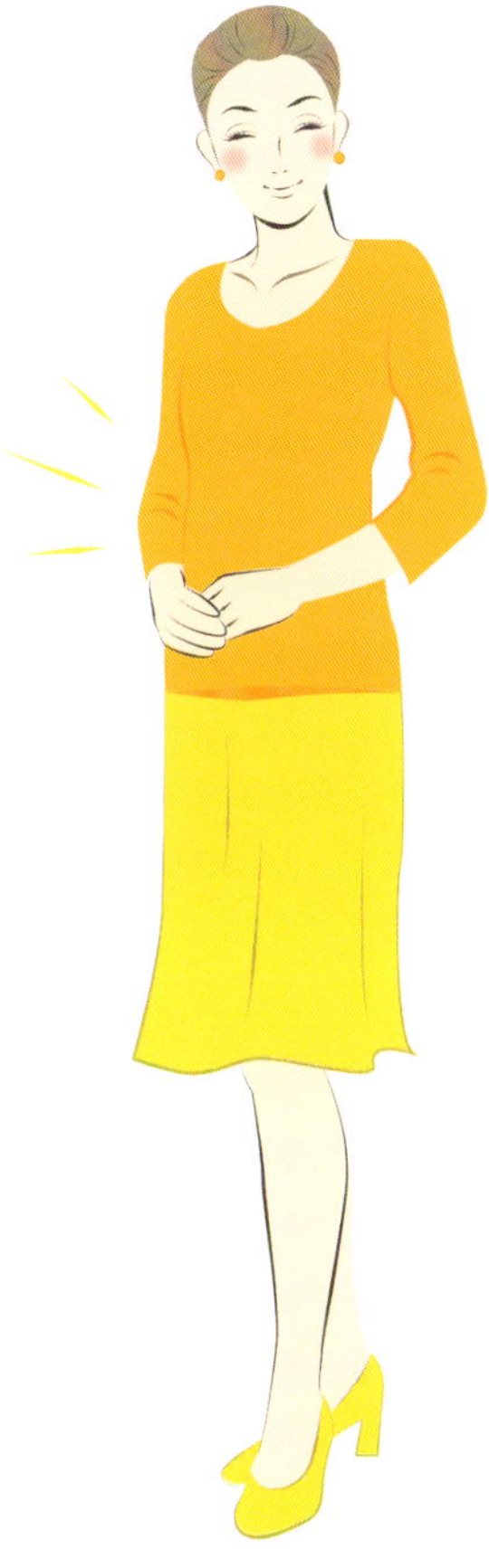

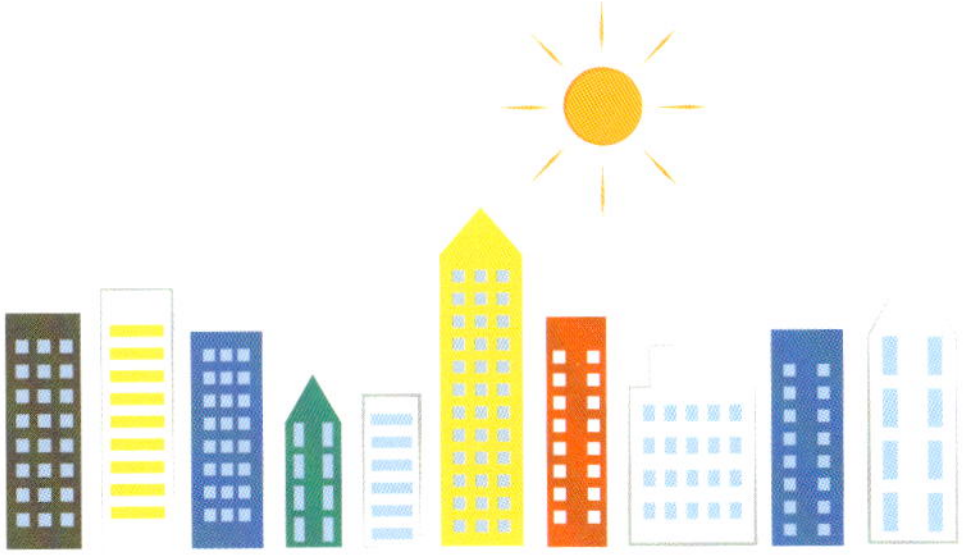

Merit 2

姿勢がよくなる

全身を整えることでカラダのゆがみも改善される自彊術。続けていくと背筋がピンと張り姿勢がよくなります。姿勢の改善により自律神経系の不調にも嬉しい変化が。

Merit 3

生活習慣病の予防・改善

健身術として長い歴史をもつ自彊術は、現代人を悩ませる生活習慣病にこそ大きな効果が。太りすぎ、肩こり、腰痛、高血圧、糖尿病、不眠症などの予防に最適です。

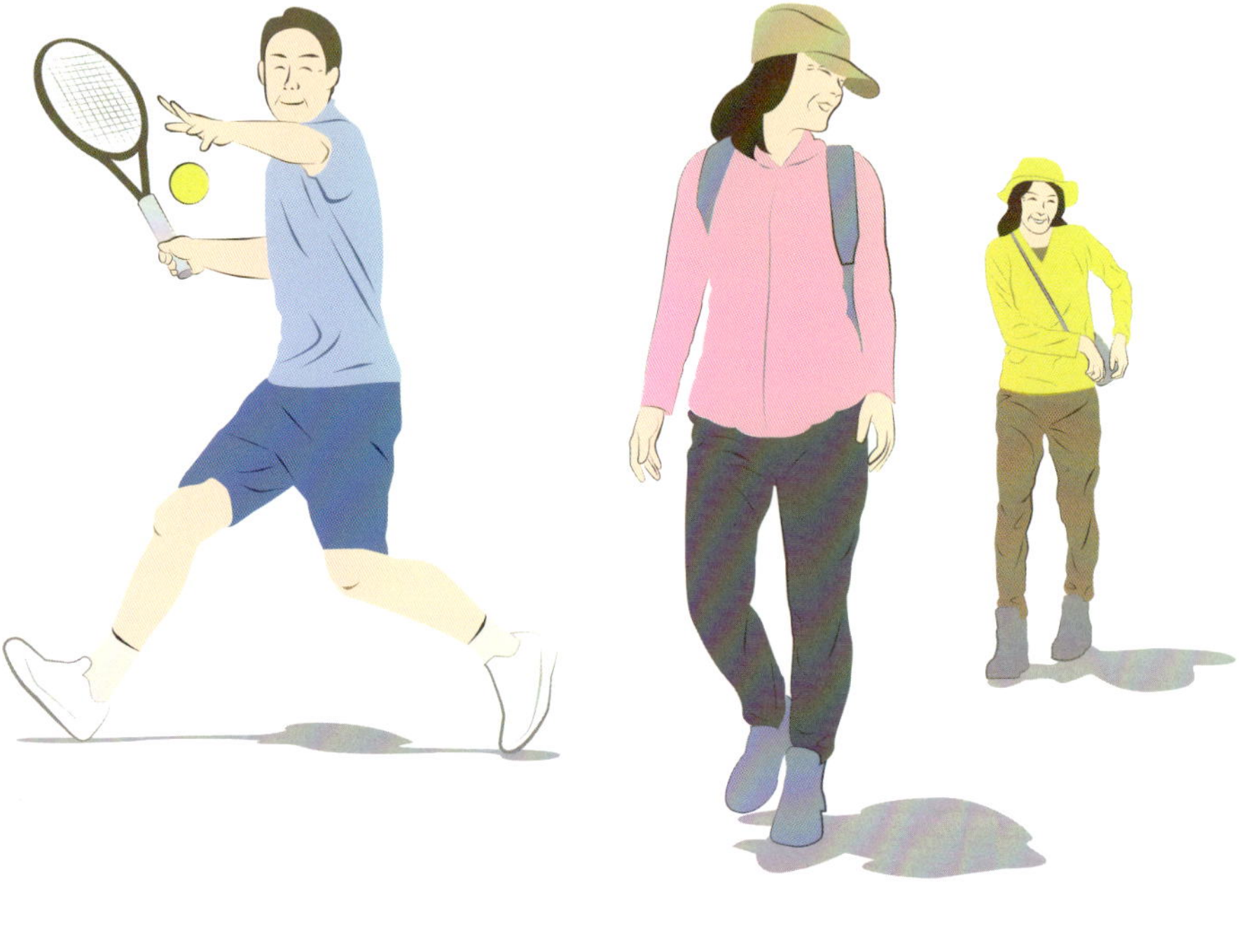

Merit 4

あらゆる運動や施術を集約

ストレッチや筋トレはもちろん、ヨガ、マッサージ、指圧、カイロプラクティックなどの要素も盛りこまれており、さまざまなアプローチで全身をレベルアップできます。

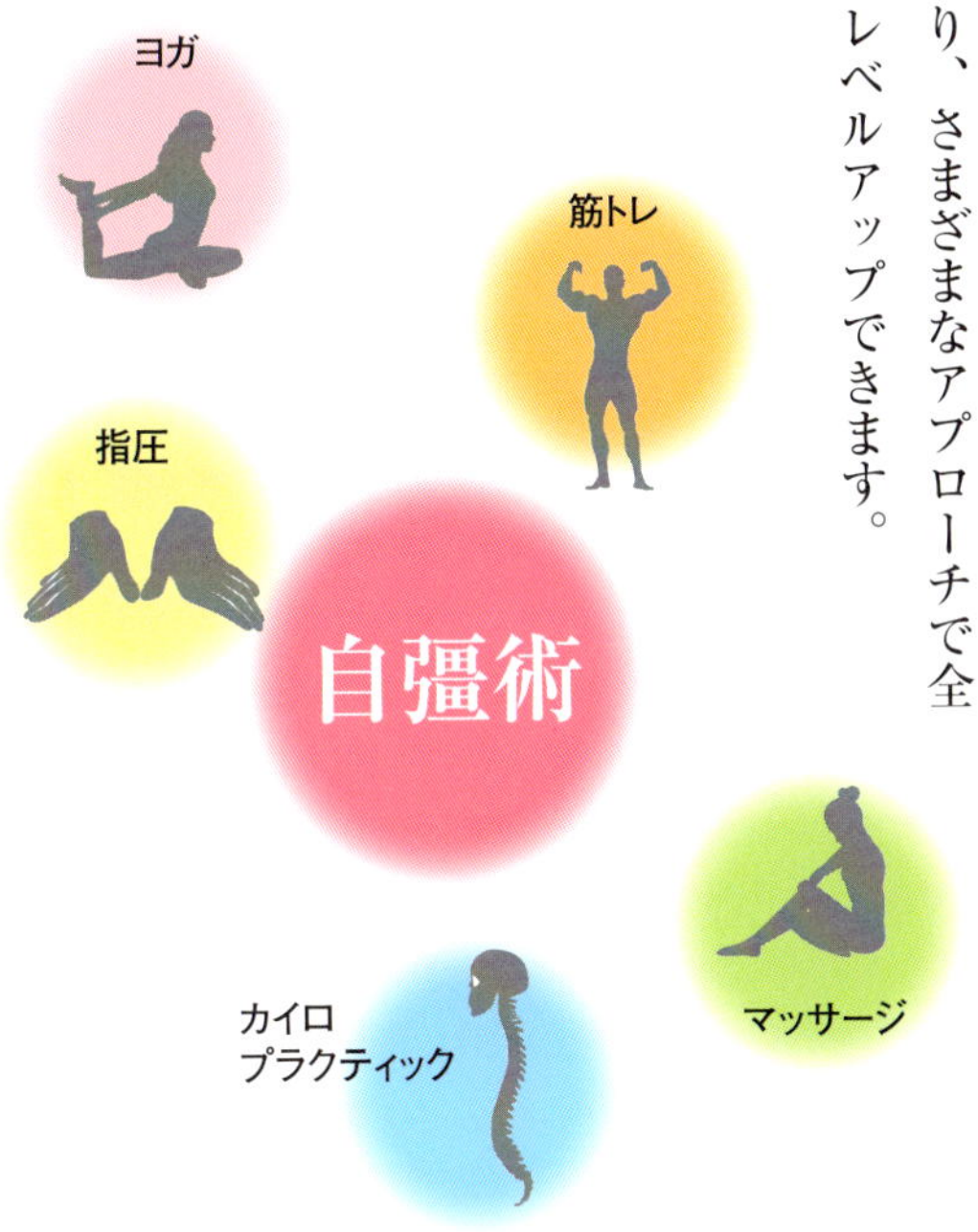
ヨガ
筋トレ
指圧
自彊術
マッサージ
カイロ
プラクティック

Merit 5

ココロ（脳）もリフレッシュ

ストレスフルな現代こそ自彊術が効果を発揮します。独特の呼吸法や全身の関節を動かすことで自律神経が刺激され、カラダだけでなくココロもリフレッシュできます。

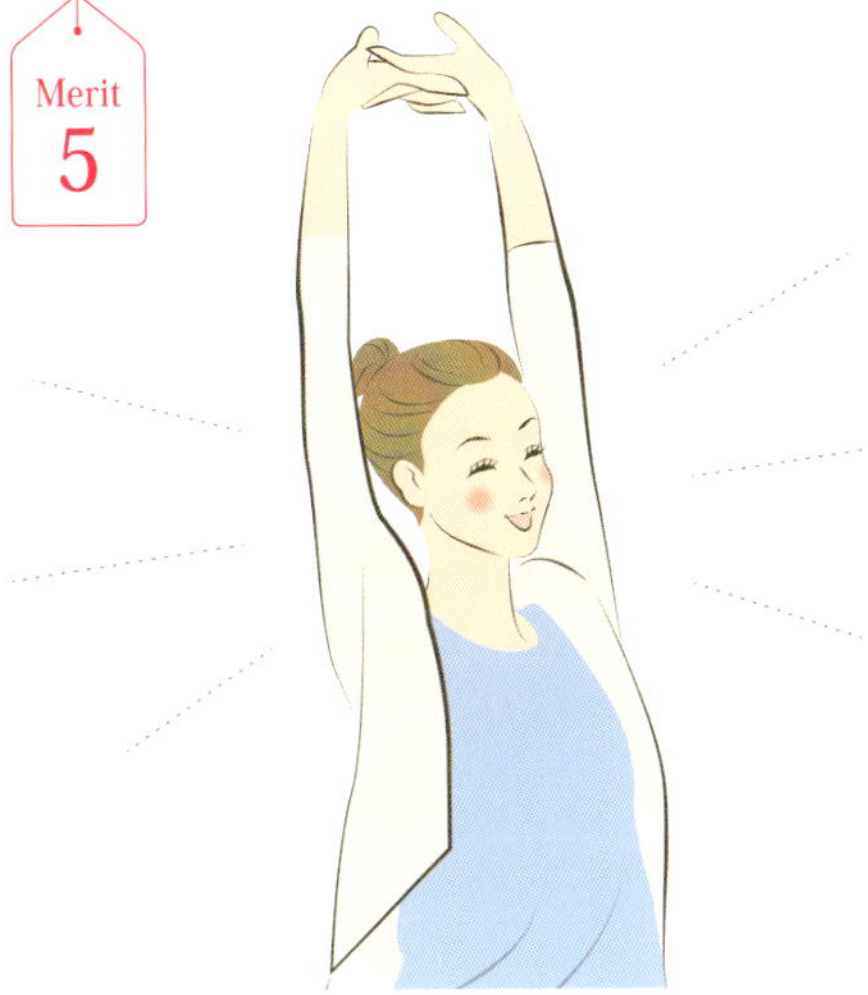

Merit 6

アンチエイジング効果も

年齢を重ねるごとに硬くなっていくカラダ。自彊術は31の動作で皮膚や筋肉、血管などの硬化＝老化に歯止めをかけます。姿勢改善で見た目のアンチエイジング効果も。

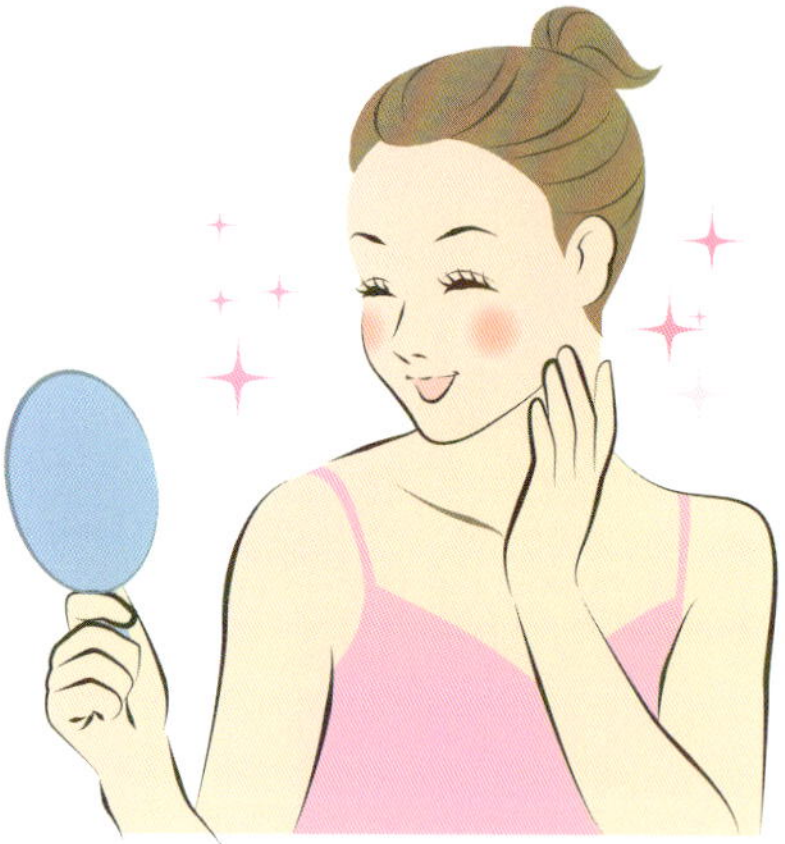

Merit 7

全身の引きしめ効果

腹筋運動やスクワットなど筋トレ的な動作も多い自彊術は全身のシェイプアップにも効果的。また血流の改善や骨格矯正により「太りにくい」カラダも手に入ります。

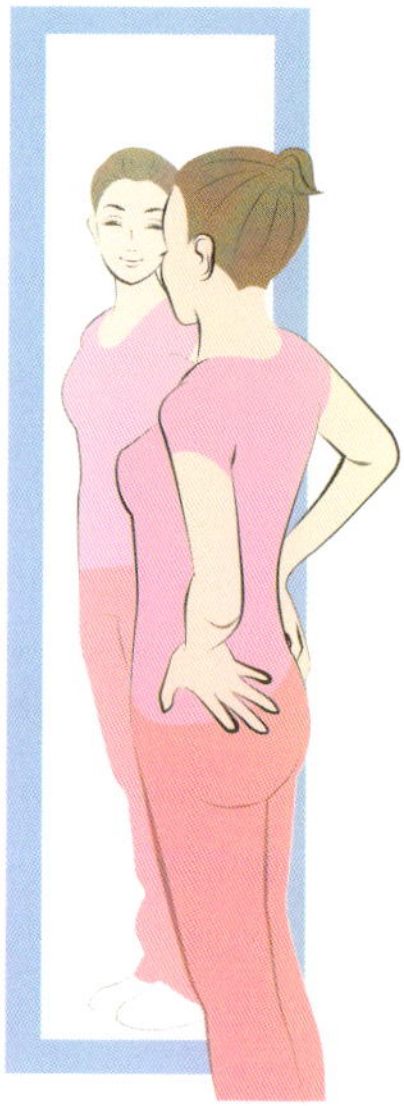

Part.1
自彊術とは?

CONTENTS

実は東洋医学がルーツです

名前の由来は中国古典にあり

「自彊術」とは、いかにも難しそうな言葉ですよね。

とくに「彊」という文字はほとんど目にしたことがないので、いったいどんなことをするのか、なかなか想像できません。

この**「彊」の文字は「強」と同じく「つよい」という意味、そして「つとめる・はげむ」という意味があります**。そして「自彊」の言葉は、中国の古典『易経』のなかの「天行健君子以自彊不息（天行健《けん》なり、君子もって自らつとめてやまず）」という一節からきています。

「天のめぐりはすこやかである。人もそれをお手本にして、自ら努めて休んではならない」という意味です。

つまり、自分の健康を保つための努力を毎日おこたってはいけない。それは自らの

“自彊”は中国古典が由来

手で行わなくてはいけないということなのです。この命名からもわかるように、自彊術は中国に古くからつたわるカラダの調整法がベースとなっています。

古代の中国では、森羅万象すべて「気」というエネルギーの循環で成り立っていると考えられていました。それが人間の体のなかに入ると、「元気」になり、逆に元気がなくなって邪気が充満すると「病気」になるというわけです。

漢方や気功などと同じ東洋医学の流れをくむ自彊術は、**「元気」を自分で取り入れて、体と心を整えていく理想的な健身術**なのです。

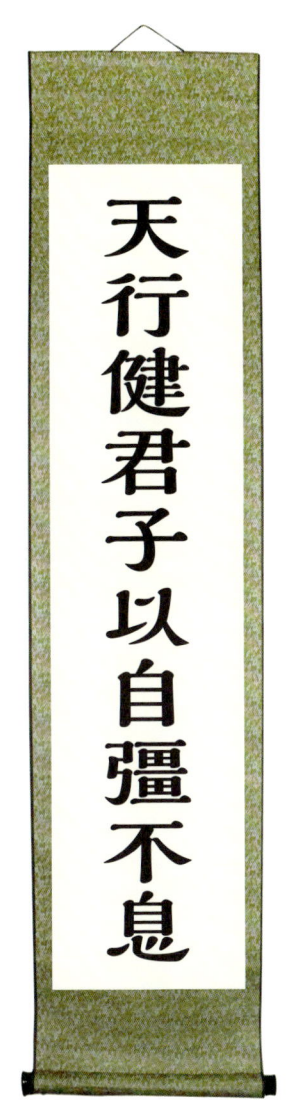

読み方は「天行健《けん》なり、君子もって自らつとめてやまず」。その意味は「天のめぐりはすこやかである。人もそれをお手本にして、自ら努めて休んではならない」

実はお得な万能メソッドです

エクササイズや筋トレ効果も！

自彊術は、中国大陸でカラダの調整法をマスターした手技療法の達人によりつくられた体操です。

数百種類もの骨格矯正、マッサージ、けん引、カイロプラクティックなど、手で行う整体の方法を、誰でも毎日続けられる体操にアレンジしたのです。（くわしい歴史は第3章へ）。**動きのなかに指圧やマッサージなどの治療法がたくさん盛りこまれているの**はそのためです。

自彊術の基本は万病を予防し、不調を改善する治療法。ただ、関節や神経、血管、筋肉など、人間のカラダのメカニズムを考え抜いてつくられているので、**続けていると柔軟性や筋力、心肺機能のアップ、さらにシェイプアップや美容にも効果を実感で**きます。

このように、**自彊術は健康法やエクササイズ、整体術など、さまざまな要素が盛り込まれています。**まさに万能薬ならぬ万能メソッド。これさえやっておけばＯＫという意味では、とてもお得な運動といえるのです。

自彊術は万能のメソッド

自彊術は健康に関わるあらゆる施術やエクササイズの要素が盛り込まれています

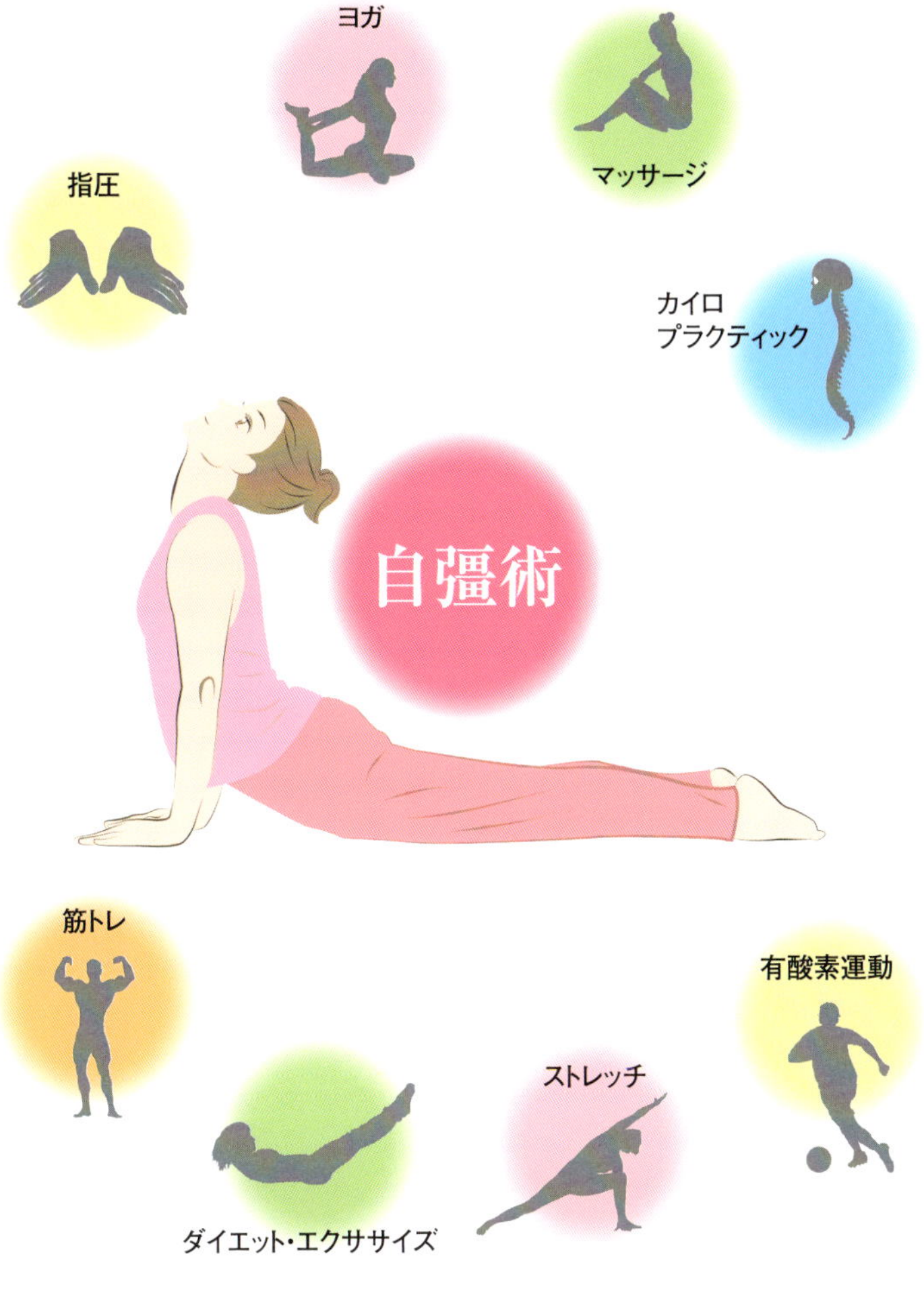

実は日本初の健康体操です

ラジオ体操も自彊術から生まれた!?

だれでもできる健康体操として、すぐ思い浮かぶものに「ラジオ体操」があります。年齢を問わず、トータルでカラダを動かせるエクササイズとして、あらためてラジオ体操のよさが見なおされています。

ラジオ体操のスタートは昭和３年（１９２８）。ラジオ放送からながれる音楽に合わせてカラダを動かす体操は広く全国に広がり、国民体操として定着しました。

じつは、この**ラジオ体操の前にも、大正から昭和のはじめにかけて一大ブームをまき起こした体操があります。そう、自彊術**です。

自彊術が生まれたのは大正５年（１９１６）のこと。単純な健康体操にとどまらず、治療的役割も果たす自彊術は、学校の授業のなかにも採

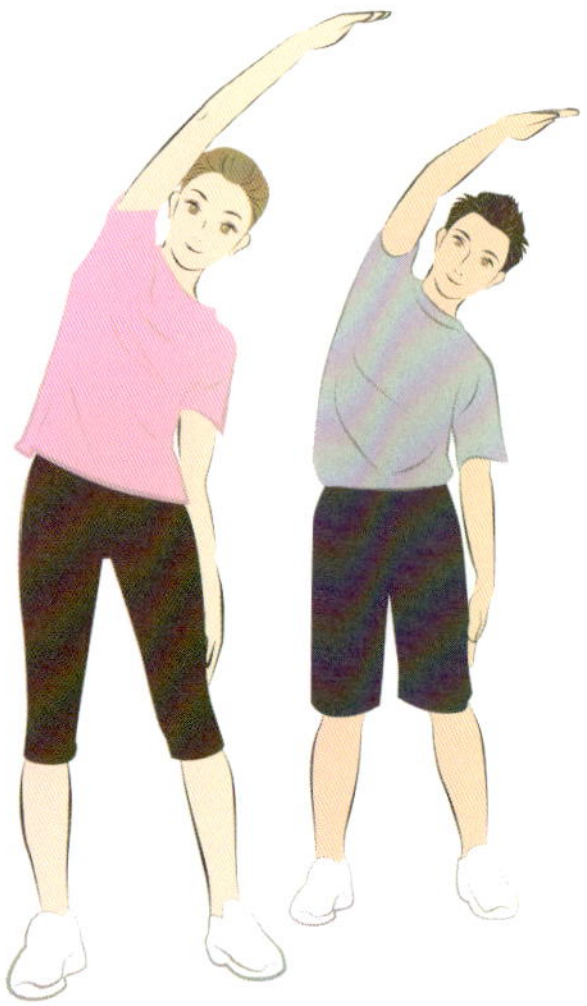

り入れられるなど、国民のあいだに浸透していきました。

ラジオ体操をつくるさいにも、リズミカルなスウェーデン体操とともに、自彊術が大きなヒントになったといわれています。

ツボ刺激やマッサージ、呼吸法で心身を整えるという点が、ラジオ体操との大きなちがいですが、体操的な動きのなかにも大きなちがいが見られます。

代表的なものが下半身のエクササイズです。ラジオ体操はバランスのとれたすぐれた健康体操ですが、できた当時の日本では〝しゃがむ〟動作が日常生活で当たり前だったためか、足腰を強化する屈伸運動や、股関節をやわらかくするような動きはそれほど入っていません。

自彊術では股関節まわりなどの下半身をきたえる動きや、入念に伸ばしたりほぐしたりする動きも多く採り入れられています。柔軟性アップや骨格矯正に有効なのはもちろん、つづけていけば気になる下半身のシェイプアップにもつながります。

短い時間で全身をくまなく動かすのは意外とむずかしいもの。31の動作ときくと「多くてツラそうだな」と思う方もいるかもしれませんが、これさえ続ければ**全身がバージョンアップできる自彊術は、じつはかなり効率のよいエクササイズ**なのです。

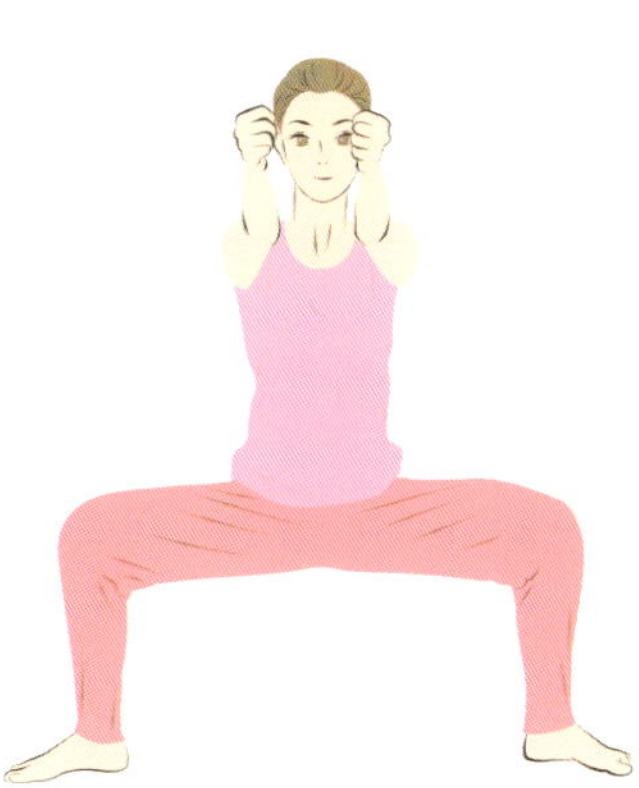

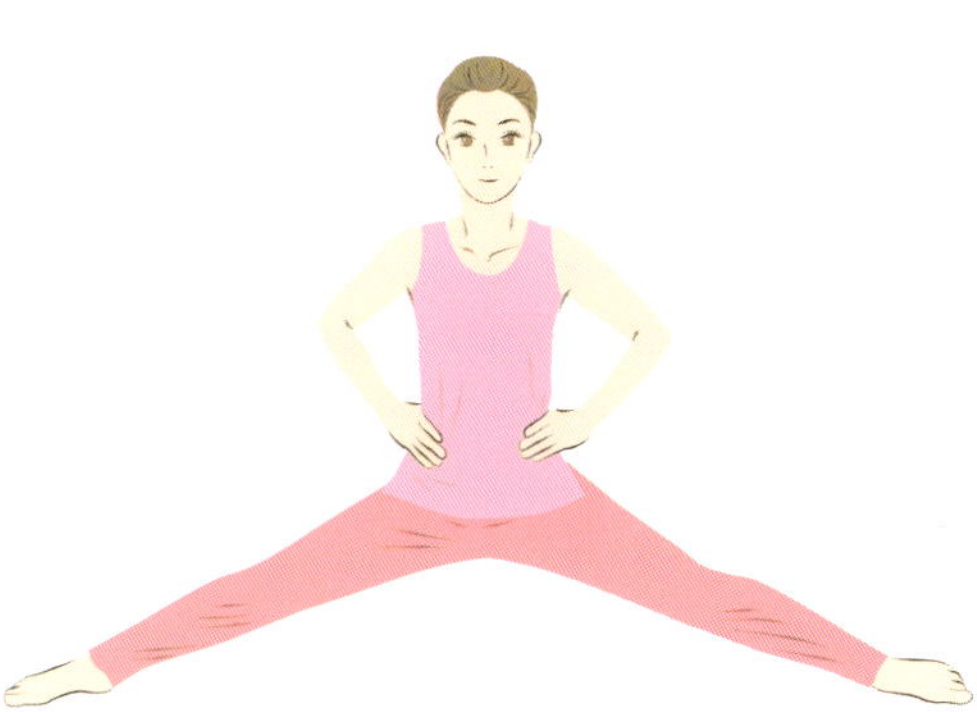

自彊術の魅力①

全身の関節刺激で柔軟性アップ

動かす関節は1万回以上！

自彊術のなかには手足を大きく曲げたり動かしたりする動きもありますが、筋力（エネルギー）をあまり使わないため、思ったよりキツさを感じることはありません。

そのメカニズムは、**筋力に頼るのではなく、動きのなかに関節の反動をうまく利用しているから**です。

私たちのカラダ全体はじつに２４０もの可動性関節で成り立っています。**自彊術のすべての動きを規定回数おこなうと、その関節がなんと、のべ1万数千回も動く**ことになります。

関節をじゅうぶんに動かすことで得られる効果は数えきれません。

まずは、もちろん**柔軟性のアップ**。関節の可動域が広がると関節まわりの筋肉も引き伸ばされ、やわらかく動きやすい筋肉になります。スポーツをやっている方なら**パ**

フォーマンスアップにつながりますし、やっていない方でも歩く、走る、階段を上がるなどの**日常の動作**がやりやすくなります。

関節を動かすだけでやせることは難しいですが、動きやすいカラダになることで活動量が増えれば、そのまま**エネルギー消費**につながります。ウォーキングをやっている人なら、歩幅が以前より大きくなるのを実感できるはずです。

また、全身の関節や筋肉が柔軟になると、血液がスムーズに流れるようになり、**肩こりや冷え性、年配の方なら動脈硬化の予防・改善**につながります。

さらに、大きな関節をダイナミックに、小さな関節をこまめに動かすことで自律神経が刺激され、カラダだけでなく**ココロも整える**ことができます。

やわらかいカラダは、やわらかいココロにつながります。自彊術で**心身の柔軟性アップ**をぜひはかりましょう。

ヒトの関節は200以上!

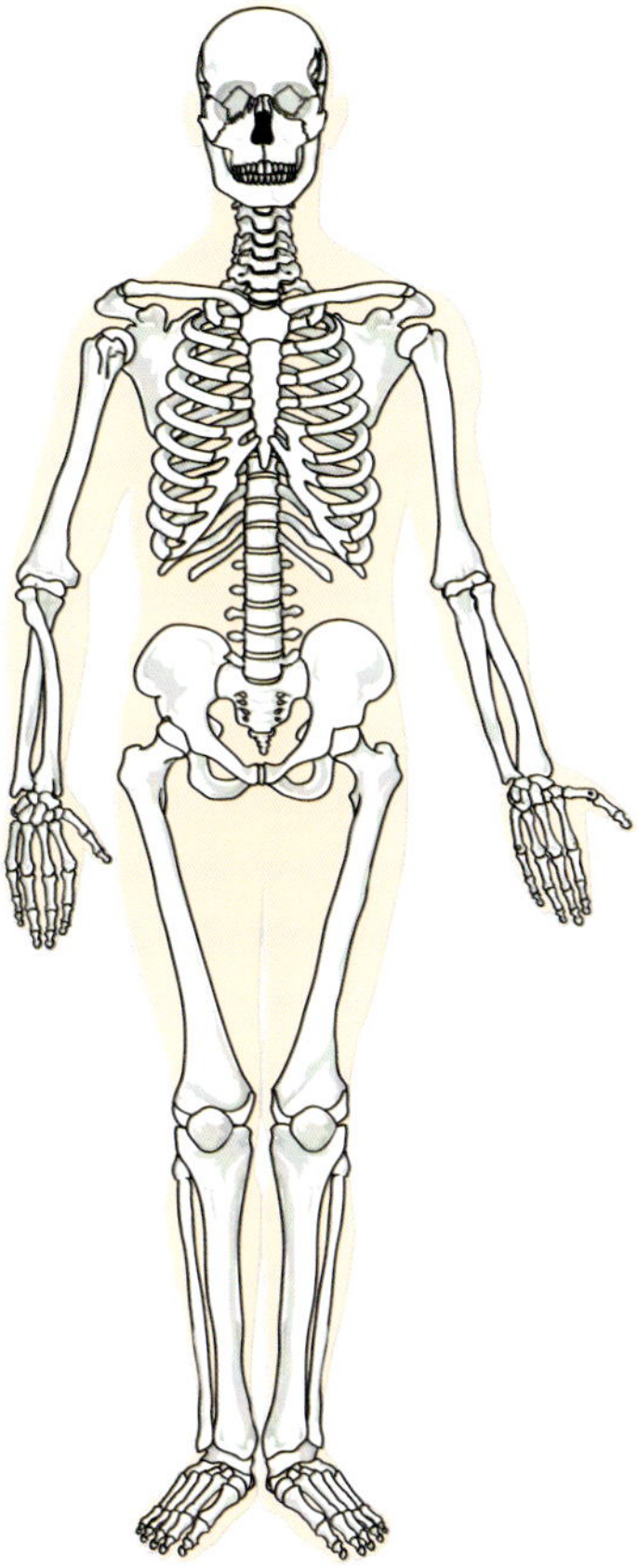

関節をじゅうぶん動かすと……

- 全身の柔軟性がアップ
- スポーツパフォーマンス向上
- 歩く、走る、階段を上るなど日常動作向上
- 肩こり、冷え性、動脈硬化の予防・改善
- 自律神経を刺激し心もリフレッシュ

自彊術の魅力②

ツボ刺激で不調知らずのカラダに

指圧・マッサージ効果もあり

みなさんはカラダが硬くなったり調子が悪くなったりしたときに、どんなことをしますか？　おそらく、肩や背中をたたいたり、首すじや腰をもんだり、目の上を押したりしますよね。

じつは、これらの部分には東洋医学でいう〝ツボ〟が集中しています。だれもが無意識のうちに自己流で指圧やマッサージをしているわけですね。**自彊術では正確なツボの位置に刺激を与える**ので、自己流にくらべても効果は抜群です。

たとえば、第9動から第11動までは、首から上をたたく動作。首のまわりには心臓、血圧、呼吸など、私たちの生命にかかわる重要なツボが集中しています。ここを刺激することで、**頭痛、歯痛、蓄膿症、めまい、近眼などなど、頭部のパーツに効果**があらわれます。また全身のコンディショニングにも有効です。

つづく第12動は目のまわりを押す動作です。目のまわりも、神経と全身にかかわる重要なツボの集中地帯。とくに眼球には、血圧や心拍を調整する副交感神経の反射中枢があるので、**高血圧や心臓疾患、精神の安定などにとても有効**です。

第30動は、いわゆる〝でんぐりがえし〟ですが、じつは自分の体重で適度な圧をかけるので、マッサージの役割もはたしています。

背骨の両側には、内臓諸器官の重要なツボがずらりと並んでいるので、自彊術のなかでも重要な運動のひとつとされています。**内臓を調整**するので、継続することでダイエット効果も期待できます。

トレーニングジムでカラダを鍛え、整骨院でマッサージ……。時間もお金もかかるそんな二度手間をはぶけるのも、自彊術のうれしいメリットです。

自彊術で刺激するツボはこれだけある!

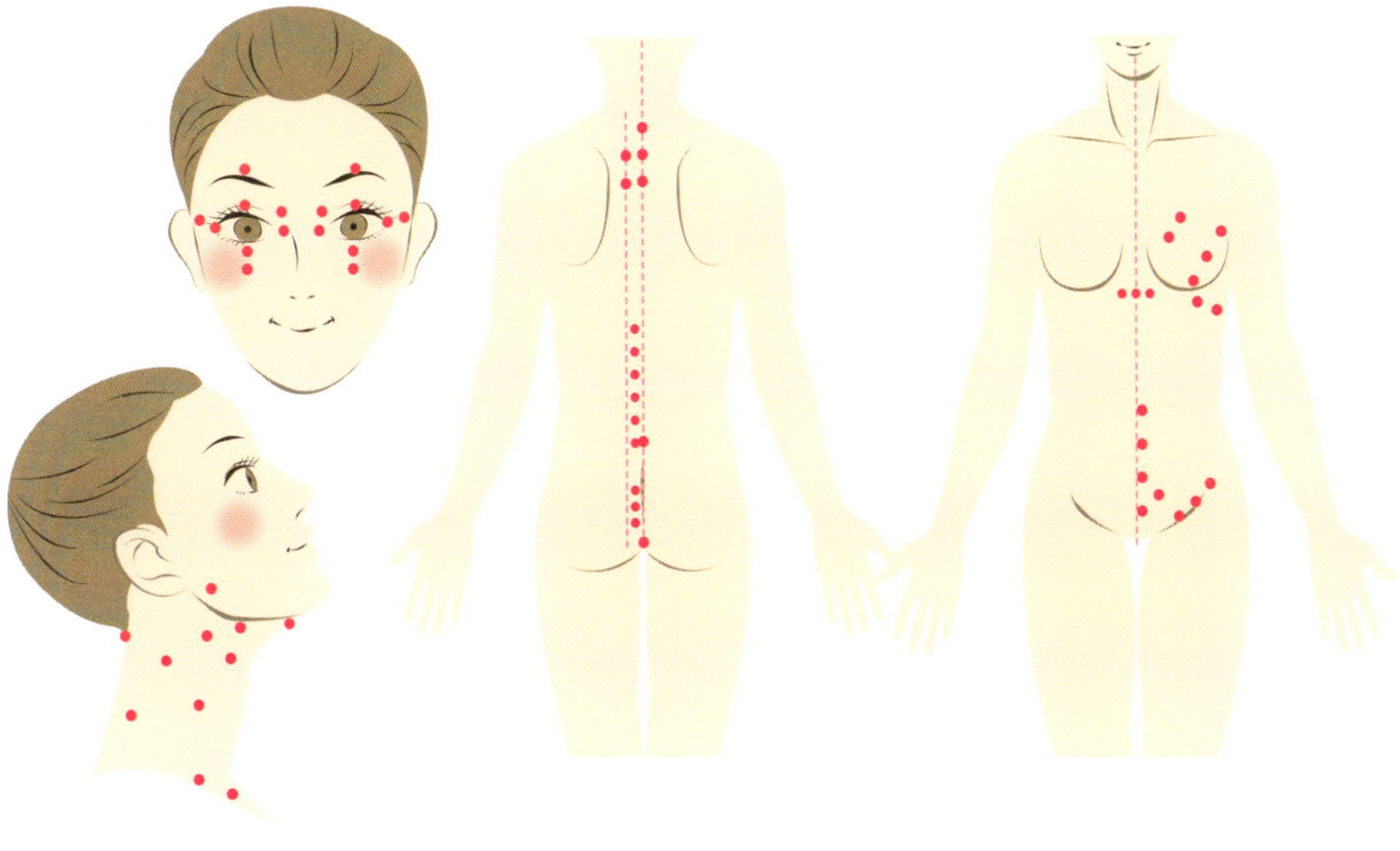

自彊術の魅力③

怖い生活習慣病の予防にも効く

筋トレ効果でロコモも撃退

「生活習慣病」とは、偏った食生活や、運動不足、喫煙などのよくない生活習慣のつみ重ねで引き起こされる症状のこと。高血圧や心臓病、糖尿病、脳卒中、肥満などがそれにあたります。

かつては「成人病」といわれていたこともあり、トシをとってからかかる病気というイメージが強いようですが、ライフスタイルの急激な変化により、若年世代にもこの病気にかかる人が増えてきました。そのため、「生活習慣病」という名前にあらためられたのです。

日本人の死因の6割を占める、がん、心疾患、脳血管疾患の3大死因も、生活習慣病が要因とされていますから、できるだけ早いうちから食生活、そして運動について気をくばっておくべきでしょう。

生活習慣病のほかに、最近では**ロコモティブシンドローム（運動器症候群）**への注意もさかんに呼びかけられています。

運動不足などの生活習慣が長くつづくことで、筋肉がおとろえ、骨や関節に負担がかかることにより、移動する能力が低下することをいいます。

歩行困難や寝たきりというと、ずいぶん先の話だと思いがちですが、じつは**筋力の低下は40代からすでにはっきりとあらわれます**。いつまでも自分の足で歩きたいと思うなら、20代、30代から筋力の貯蓄をしておくべきなのです。

ジョギングやウォーキングは手軽にはじめられる運動の代表選手ですが、この2つは有酸素運動がメインで、筋力アップを期待するものではありません。また、いきなり過度に走ったり歩いたりして、足を痛めてしまったという声もよくききます。

運動量こそ多くないものの、**自彊術は有酸素運動とともに筋力アップの運動もほどよくプログラム**されています。また、血流もスムーズになることから、**生活習慣病の予防にこそ大きな効果を発揮**します。

運動不足・ロコモを放っておくと……

要介護となるおもな原因

※厚生労働省「国民生活基礎調査」(平成22年)

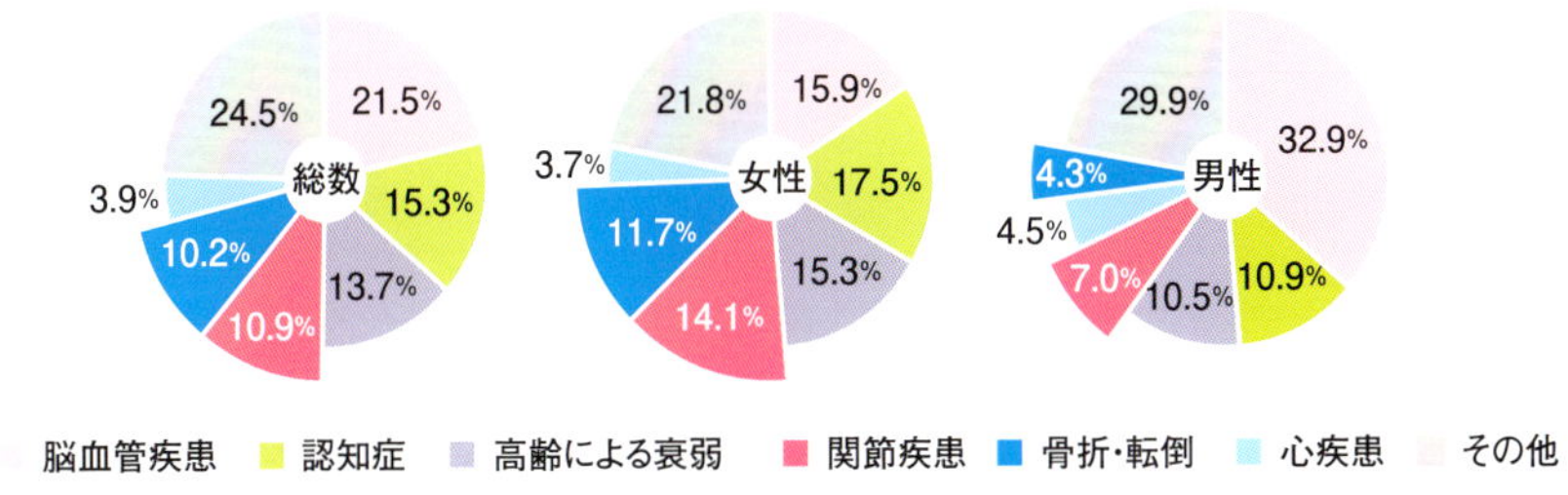

要支援・要介護者の5人にひとりは「関節疾患」や「骨折・転倒」といった「運動器障害」。若いうちから運動を継続することが後々の寝たきり予防につながります！

自彊術の魅力④

現代人の弱点股関節もカバー

姿勢改善や足長・美脚効果も

私たちがもっとも多く動かす関節のひとつが股関節。**歩く、走る、座るなどの動きに、すべて股関節がかかわっています。**ところが、トイレが和式から洋式へ、正座やあぐらの生活から椅子の生活へとライフスタイルが激変した現代では、この股関節が硬く、うまく使えない人が急増しています。

そこで、自彊術です。自彊術では第24動から第27動の動きで、股関節の強化や可動域アップをはかることができます。

第24動は、スクワットしてすぐ立ち上がる動作。とてもシンプルですが、自分の体重をおもりとして**股関節やヒザ、足首の関節を強化**します。

第25動は足腰の強化のほか、姿勢の改善もはかれます。**姿勢の改善はシェイプアップやアンチエイジングにもつながる**ので、ぜひマスターしたいところですね。

つづく第26動は股関節をじゅうぶんに広げることで骨盤の位置を正常に戻し、足の長さのひずみを矯正します。よく「整体をしたら足が長くなった」という方がいますが、この第26動も同じような**足長効果、美脚効果**が期待できそうです。

最後の第27動は、相撲でいうところの〝股割り〟です。この動きで足腰がきたえられると、上体をしっかり支えることができ、背骨もまっすぐ保つことができるため、肩こりや背中の痛みからも解放されます。

股関節の運動で骨盤のゆがみが矯正されると、内臓諸器官が影響をうけて**食欲の抑制や基礎代謝アップ**にもつながっていきます。

現代人のウィークポイントである股関節を、自彊術で目覚めさせましょう。

弱点克服で若く快活なカラダへ!

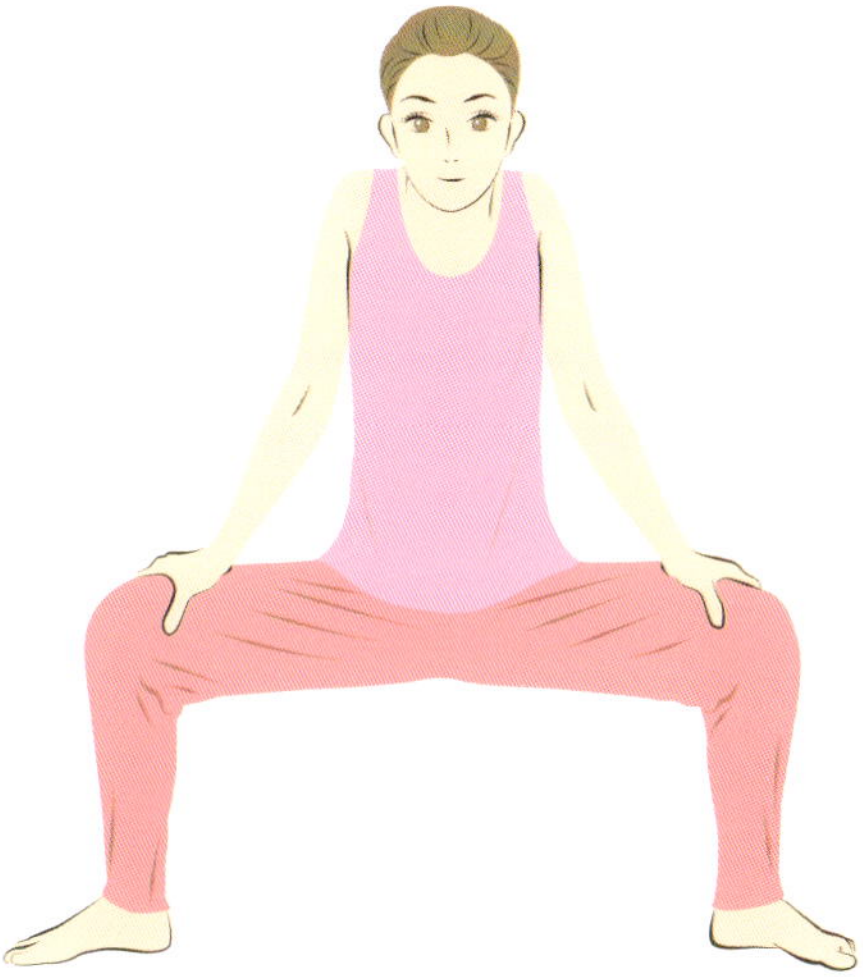

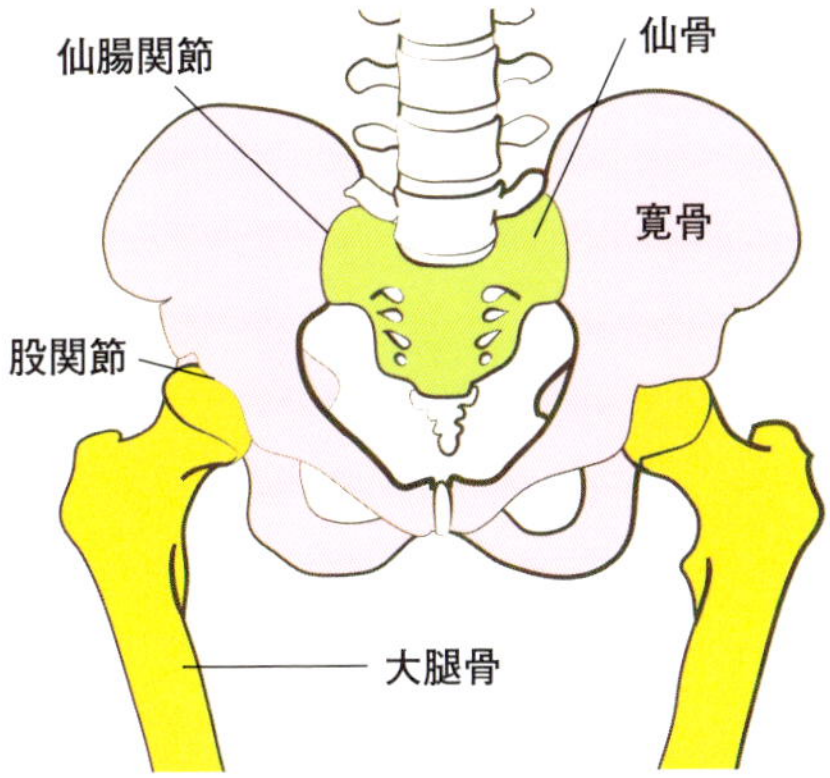

自彊術は股関節まわりにも
積極的に働きかけます

自彊術の魅力⑤

姿勢改善でアンチエイジング

美肌・美姿勢で若々しさキープ

「エイジング」とは「加齢」のこと。「アンチエイジング」とは加齢や老化を食い止めることです。超高齢化社会をむかえ、アンチエイジングはだれにとっても最重要ワードになっていますね。

アンチエイジングでまっさきに思い浮かぶのは〝美肌〟です。シワやたるみ、くすみのない若々しいお肌を保ちつづけたい。これは女性共通の願いかもしれません。

86ページからの「自彊術プラスアルファ」では、31の動作には入っていない、**顔全体の指圧やマッサージ**を紹介しており、**ほうれい線の改善**などにも働きかけます。

また、じつは自彊術で柔軟性をアップさせることでも、お肌にうれしい変化がおとずれます。

カラダが硬くなると、筋肉を網目状に取りまくコラーゲン線維が血管に癒着し、血液がスムーズに流れなくなります。そうなると、肩こりや冷え性、さらに動脈硬化など深刻な症状もひき起こしかねません。

コラーゲン線維は、お肌の弾力やハリを保つ大切な役目も果たしてくれています。つまり、関節や筋肉の柔軟性が高まりコラーゲン線維が調整されると、**血液循環がうながされ、さまざまな症状の改善はもちろん、美肌効果も期待できる**のです。

ただ、いくら美肌でも、見た目が「老けて」みえるのでは台無しです。見た目とは、まわりの人が自分をパッと見たときの第一印象。背中が丸まっている、あるいはお腹が突き出ているような姿勢で歩いていると、それだけで老けて見えてしまいます。そう、美しく若々しい姿勢もアンチエイジングにとって大切な要素なのです。

自彊術では「正しい姿勢」をなにより重要視しています。お肌のケアだけでなく、カラダ全体のケアもしっかりつづけることで、内からも外からも若々しさを長くキープできるのです。

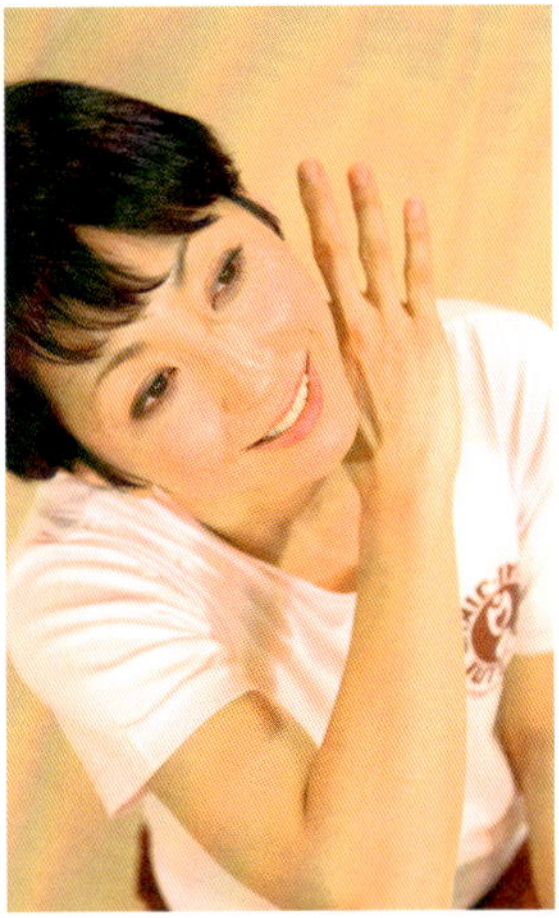

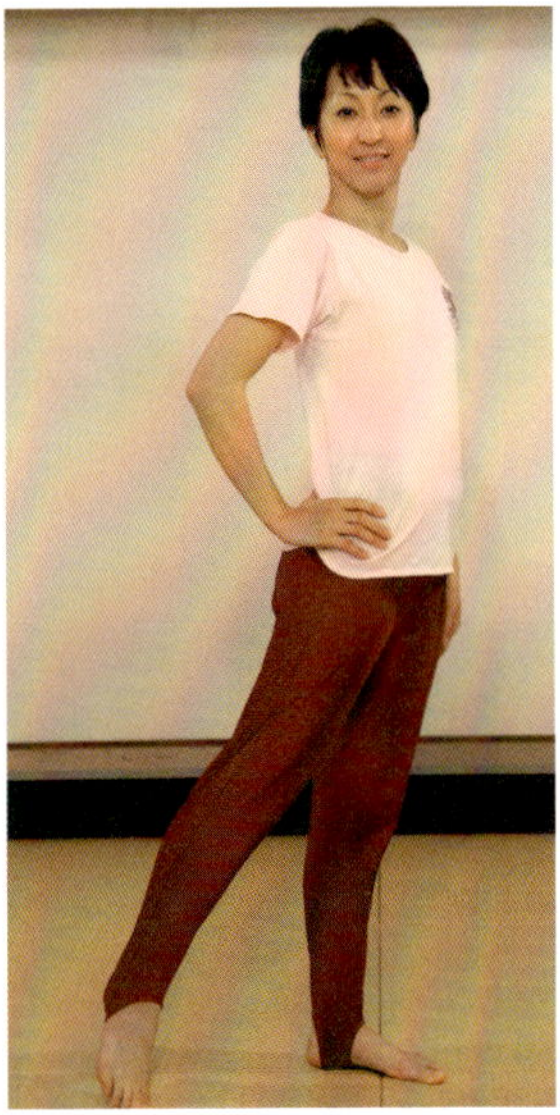

自彊術の魅力⑥

いつまでも太らないカラダへ

基礎代謝アップと姿勢改善がカギ

自彊術はダイエットを目的としたものではありません。ただ、適度な運動と姿勢の改善によって、基礎代謝を高めることは可能です。

基礎代謝とは、呼吸や心臓を動かすなど、私たちの生命活動で自然に消費されるエネルギーのこと。じっとしているだけで使われるエネルギーです。ヒトの1日の消費カロリーのうち、基礎代謝が占める割合は60％。太りすぎでカロリーが気になる方には無視できない数字です。

基礎代謝量をアップさせるためには、まず心肺機能を高めることです。機能がアップすれば、それを動かすために使うエネルギー量も増えるからです。

では、心肺機能を高めるには？　ベ**ストは、やはり「運動」**です。

ムリのない範囲で心肺機能を高める運動のやり方は、年齢や体力によっても違いますが、平均1分間に110~130くらいの心拍数を、10~30分以上維持すると効果が得られるとされています。

自彊術を規定回数どおりに行うと、**心拍数は最大で150、平均でも110以上となり、毎日一定時間歩くのと同じくらいの効果が得られる**ということになります。

基礎代謝量をアップさせるもうひとつの方法は「姿勢をよくする」こと。

ちょっと意外かもしれませんが、正しい姿勢をキープしていると、ふだん使っていない深部の筋肉（インナーマッスル）や背中の筋肉がきたえられます。筋肉の量を増やすことで基礎代謝量をアップさせるという方法です。**自彊術では姿勢の矯正もはかれますから、基礎代謝アップの意味でもオススメ**のメソッドです。

自彊術心拍数の変化

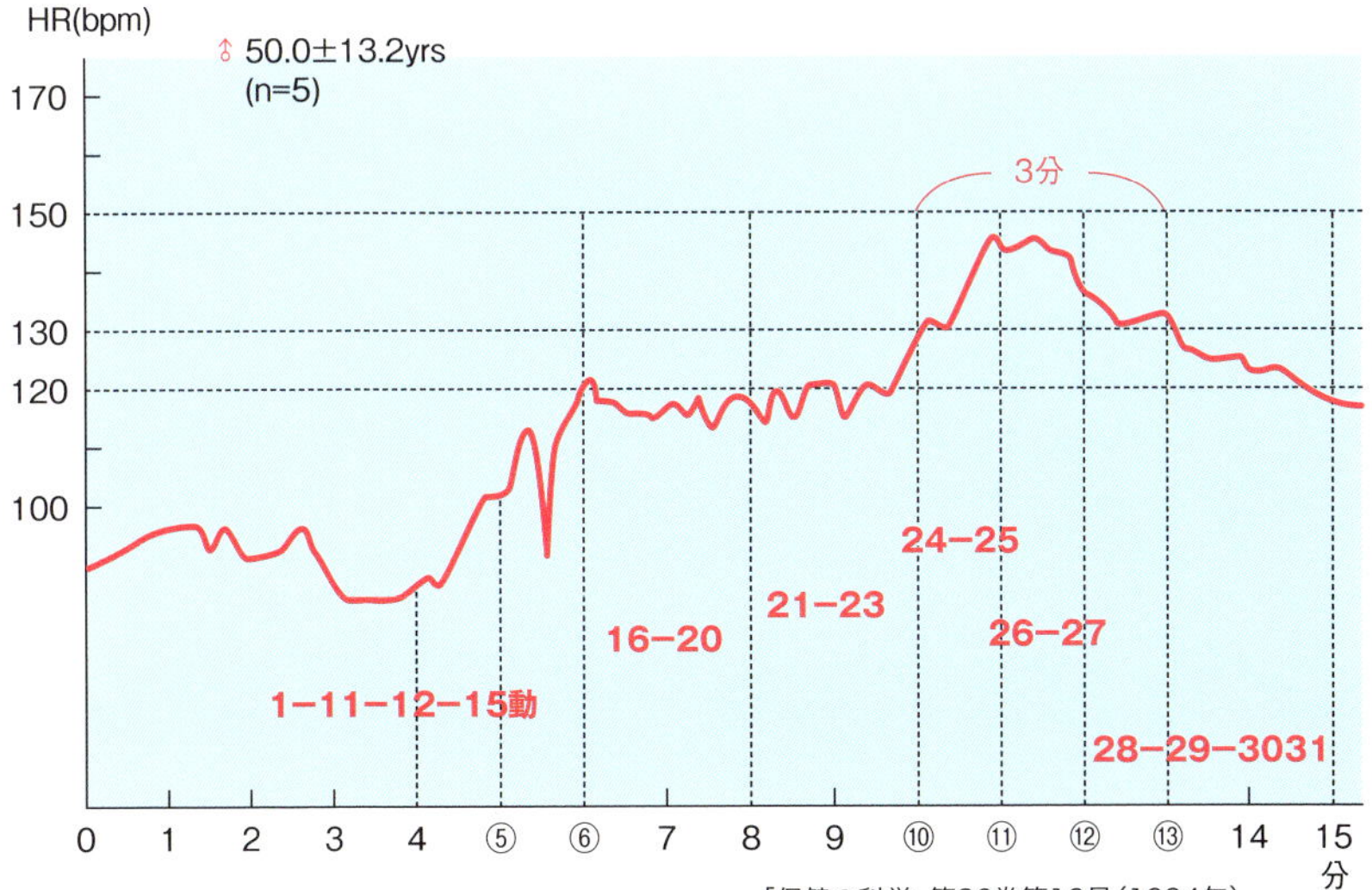

「保健の科学」第36巻第10号（1994年）

自彊術は実施後10分ほどで150の心拍数ピークに達し、全体の平均心拍数は110ほど。無理なく効果的な運動を継続できます

自彊術の魅力⑦

呼吸を整えココロを整える

独自の呼吸法で自律神経を刺激

自彊術を行う際、**重要なポイントとなるのが「呼吸法」**です。

息を吸うときは鼻から吸い、吐くときは口を半開きにして思いきり「ハーッ」と、吸う息の2倍吐き出すイメージで息を吐きます。

私たちはふだん、無意識のうちに呼吸をおこなっていますね。それを、この呼吸法により意識的にコントロールすることで、じつは**交感神経と副交感神経のバランスを取ることができます**。試合前のアスリートが深呼吸するのも、呼吸を自分でコントロールすることで平常心を保つことができるからです。

日中の緊張状態では交感神経が優位になり、休息するときには副交感神経優位でリラックスする。そのバランスが取れていればこそ、精神的な安定は保たれます。ところが、不規則な生活をつづけたり、ストレスにさらされたりすると、バランスの調整がうまくできなくなり、心身にさまざまな不調が起こってしまいます。ストレス社会のいま、自律神経系の病気にくるしむ人は本当に多いのです。

ヨガや座禅、気功などでも呼吸はとくに重要視されていますが、**自彊術でも独特の呼吸法で自律神経を刺激し、心身のバランスを整えていきます。**

また、呼吸法のほかにも、ストレッチの動きでじゅうぶん筋肉を伸ばしたり、全動作で計1万回以上も関節を動かしたりすることで、自律神経に積極的に働きかけることができます。

自彊術は健康体操でもありますが、「健康」とはカラダだけの問題ではありません。「心身一如」の言葉どおり、すこやかなココロがあってこその健康です。31の動作をとおして、ココロも気持ちよく整えていきましょう。

“呼吸法”で自律神経のバランスを調整

バランスの崩れがストレスの原因に

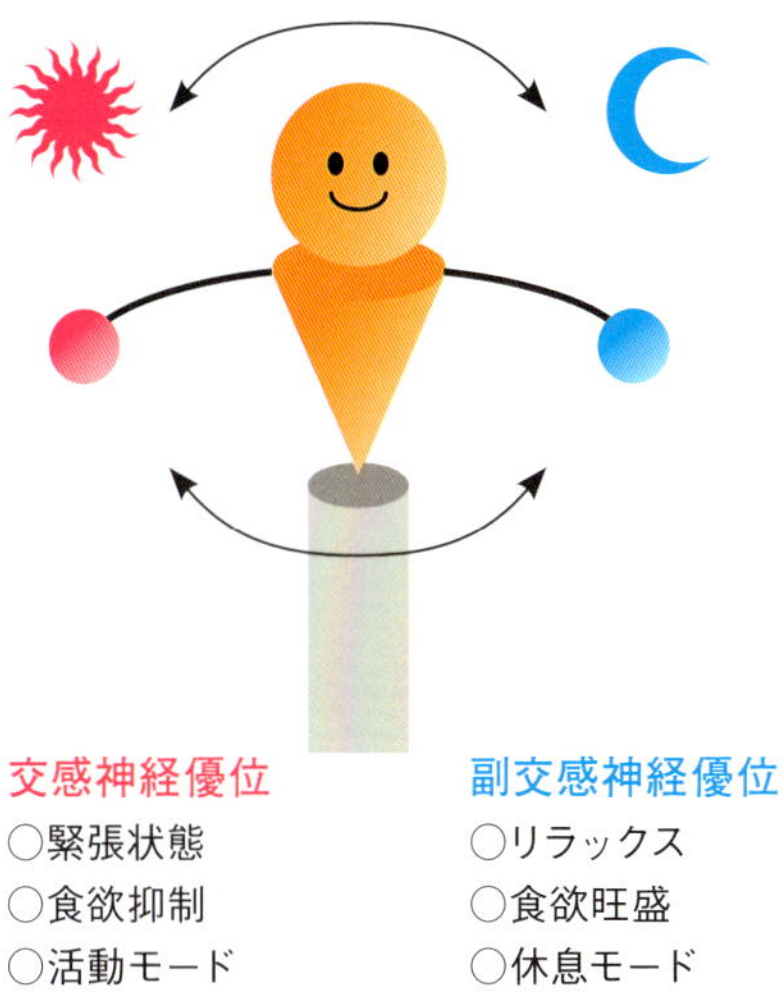

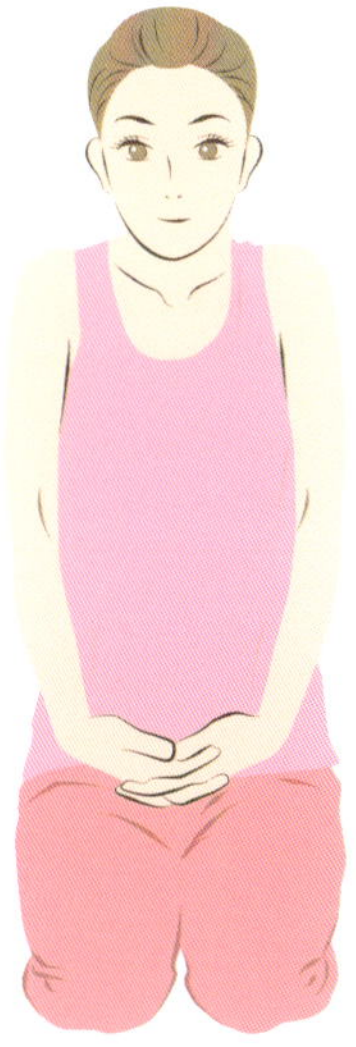

COLUMN #1

カラダが痛いときの対処法は？

日本人に多い肩こりや腰痛。最近では、安静にするのではなく「動かして治す」ことが推奨されています。痛みの度合いや症状にもよりますが、ムリのない範囲で自彊術をはじめてみてください。

●肩こり、背中が痛い人は？… まず第１動〜第12動までを２週間ほどかけて練習しましょう。動作に慣れたら、第31動までを練習します。回数は少なくてもいいので毎日やってみてください。肩や背中が軽くなるのを実感できます。

●肩や腕が痛い人は？… 腕を大きく動かす第16動や第17動は、なるべく痛くない場所を自分でさぐって動かすようにします。第17動なら、左右どちらか痛くないほうでやってみると、痛いほうもつられて少し動くようになります。

●慢性的な腰痛の人は？… すべての動作を、回数を少なくしておこなってください。第13動と第15動は痛くてやりにくい動作ですので、ムリに規定回数をこなそうとせず、２〜３回からはじめ、様子をみながら回数を増やしていきましょう。

●ヒザや股関節が痛い人は？… まず足を投げ出して座る、椅子に腰かける、または立ったままで第１動〜第12動まで行ってみましょう。下半身に負担をかけないために、背すじをまっすぐ立たせるようにします。さらに第16動をプラスして、20〜40回腕を振ります。やりやすさを感じてきたら、第13動以降の練習に入りましょう。

Part.2
実践！自彊術

CONTENTS

コレを守れば効果抜群！

自彊術を効果的に行うにはいくつかのコツがあります。
これを守ればより早く心身に嬉しい変化が訪れます

自彊術のコツ①

正しい順序で正確に

自彊術で一番大切なことは、**順序を変えず、正確に31の動作を実施することです**。31の動作はそれぞれ独立しているようにみえて、第1動は第2動の準備体操、第2動は第3動の準備体操……と、じつはすべて次の動作をスムーズに行えるよう配列されています。

働きかける部位も、カラダの中心の腹からはじまり、胸、肩、背中から首と頭へ、上半身が終わるとカラダの要ともいえる腰へ、ストレッチで上半身を仕上げたら、最後に下半身へ……と、**全身のパーツを順番に整えられるよう考えられています**。

苦手な動作を飛ばして、好きな動きや改善したい部分だけを行ってしまうのは逆効果。筋肉や関節に負担をかけ、ケガや不調にもつながりかねません。

もし、苦手な動作や痛みを感じる動作があったら、回数を減らす、ゆっくり行ってみるなど自分なりに工夫して、31の動作にチャレンジしてみましょう。

自彊術のコツ②

かけ声をかけて呼吸する

自彊術では、**カラダの動きに合わせて声を出し、呼吸をすることが大切**です。とくに第1動、第2動、第4動は、呼吸法がポイントになってきます。呼吸法といっても難しいものではなく、「**息を鼻から吸って口から吐く**」これだけです。

その他の動作は、息を吐くときに必ず**「イチ、ニ、サン」と軽いかけ声をかけます**。ひとりで実施する際は、動きや形にとらわれたり面倒くさかったりして、かけ声がおろそかになりがちです。でも、かけ声はただ数をかぞえるだけではなく、そのまま呼吸法になっているのです。

息を吸ったときには緊張、息を吐くときには口を半開きにしてカラダの力を抜く。**緊張と弛緩をくり返すことで、自律神経が整い、ココロのバランスを取る**ことができます。また、実際に声を出すことでカラダの内側から活力がわいてきます。

動きだけでなく、呼吸も意識することで、心身ともにリフレッシュしましょう。

自彊術のコツ③

はずみをつけて動かす

スポーツの前のウォームアップとして行うストレッチには大きく、カラダの反動を利用した「動的ストレッチ」と、反動をつけずに行う「静的ストレッチ」があります。

動的ストレッチは、激しい反動で筋肉を伸ばしすぎたり、筋肉や腱を傷つけるおそれがあるとの理由から、静的ストレッチを行うことが多いようですね。対して、**自彊術では少しのはずみをつけて動作を行います**。

これは、カラダの各部分を気持ちよく限界まで動かすため、また軽い痛みがともなうような場合、はずみをつけて反動を利用したほうがムリなく、すばやくカラダを動かすことができるからです。**軽いはずみをつけることで緊張・弛緩のリズムを自分でつくっていく**わけです。

息を吸ったときは緊張、吐いたときは弛緩。このリズムが自律神経である交感神経・副交感神経のスイッチを切りかえ、心身を整えていきます。

また、カラダの反動を上手に利用するので、31の動作をすべて行ったあとも、**疲労感をおぼえることはまずありません**。全身に緊張・弛緩のリズムが残っているので、自彊術を終えたあとはむしろ心地よい爽快感が残ります。

自彊術のコツ④

初心者は少なく、ゆっくり、ていねいに

自彊術の効果をより実感するには、継続がいちばん。楽しくつづけるためには、**最初からあまりムリをしすぎない**ことです。

初心者の方は動きを確認しながら、ゆっくり、のんびりした気持ちで動作を行ってください。体力的につらいと感じたら、最初のうちは10回おこなうところを3、4回にしたり、極限まで伸ばしすぎないようにしてみましょう。

31の動作をやり通す自信のない方は、**とりあえず第1動から第12動までをしっかり覚え、正確に動けるようにしましょう**。第1動から第12動までの動きは、呼吸や首振り、ツボたたきなどで、私たち人間が持つ自然治癒力の中枢に働きかけることができます。その意味では、**自彊術のなかでも一番大事なシリーズ**といえるのです。

1ヵ月ほど第12動までをつづけ、自彊術のリズムに慣れてきたら次のステップに進みましょう。このシリーズはリフレッシュ効果も抜群。気分が落ち込みがちな方はココロが晴れ晴れ、スッキリします。

実践！自彊術

まずは礼からスタート!!

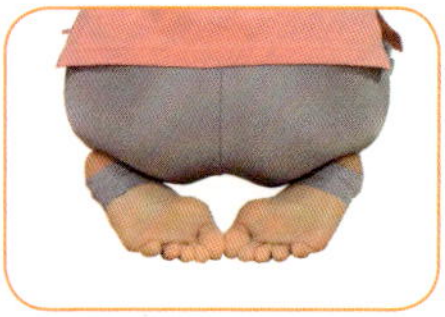

POINT
端坐（正座）のしかた

両足のかかとを「八」の字に開きます。足の親指は重ねないようにします。

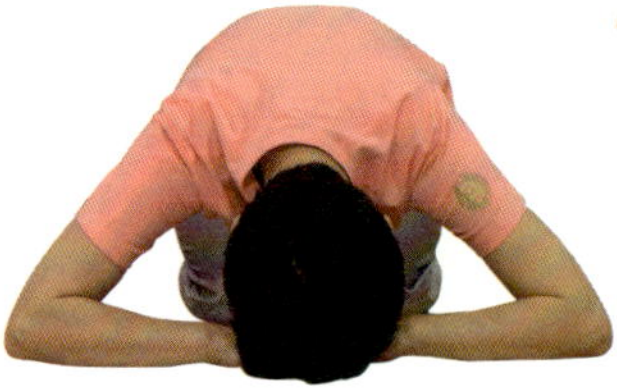

②

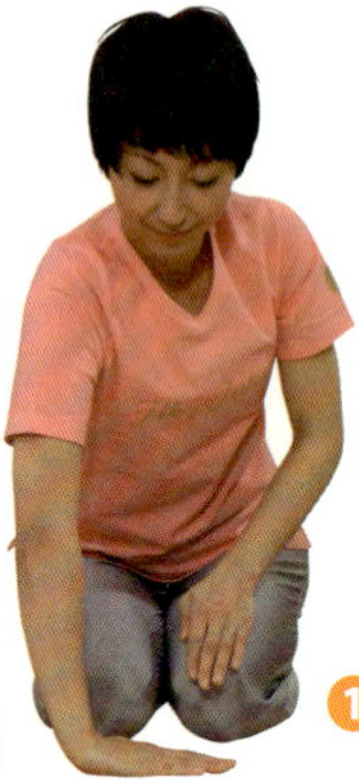

①

礼

こんな人に

姿勢が悪い

端坐（正座）して両足の親指とひざ頭をそろえる。①「礼」の号令で右手を前方に置き、左手を重ねる。②両ひじを一直線に保ち、重ねた両手の上に額をのせ、ひと呼吸する。

POINT
手の組み方

両手の親指を合わせ前方に少し倒す。ひじを伸ばしたまま、手の小指側を下腹の恥骨の上に置き、手首を直角に曲げる。

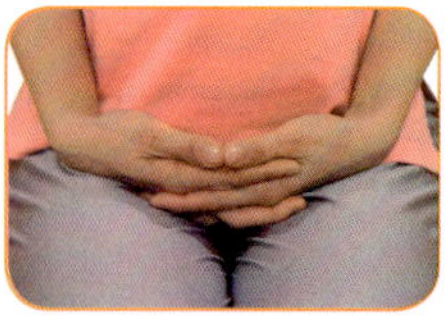

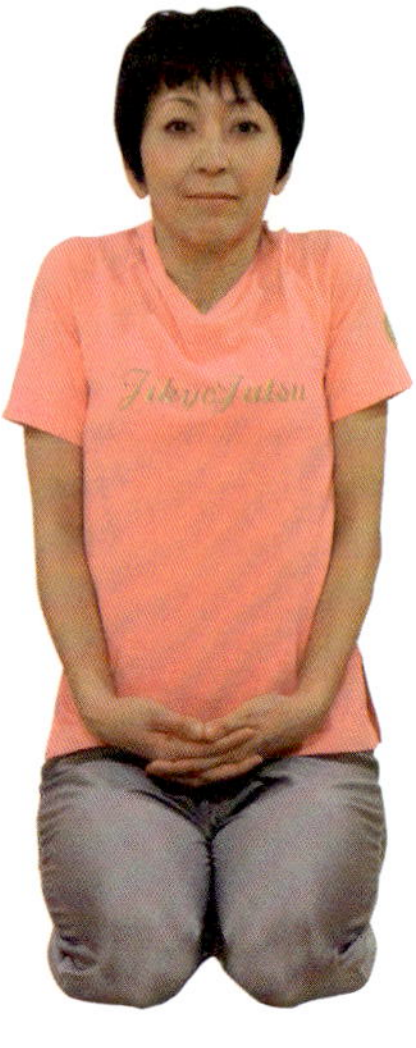

第1動
—— 20回 ——

こんな人に

肺・心臓が弱い人、高血圧、
胃腸下垂、慢性胃腸炎、便秘、痔、
尿失禁症、精神安定

正座して両足の親指とひざ頭をそろえる。両手の指を組み、ひじを伸ばして下腹をかかえる。息を鼻から吸い、ひじを曲げずに肩を上げる。口から息を吐きながら肩を下げる。

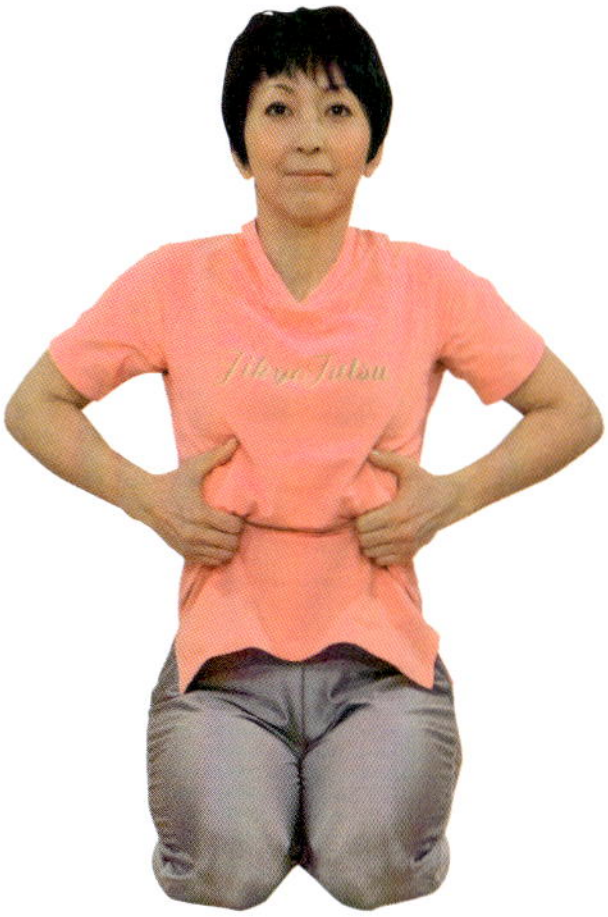

両手の親指を胸に当て、他の4指を肋骨の下に差し込む。鼻から息を吸い込み肩を上げる。口から息を「ハーッ」と吐き、肩をストンと下げる。4本の指をゆるめないこと。

ADVICE
しゃっくりを止める効果も
この動きは諸消化器内蔵の伸縮に有効です。また、しゃっくりを止める効果もあります。肝臓の悪い人はムリに指を差し込まず、様子を見ながらやること。

第2動
20回

こんな人に
慢性肝胆疾患、消化器疾患、すい臓疾患、精神安定

第3動
20回

①両手の指を首の後ろで組み、両ひじをあごの前でつける。②「イチ」と号令をかけ両ひじを一文字に開く。

こんな人に
肩こり、背中痛、姿勢が悪い、精神安定

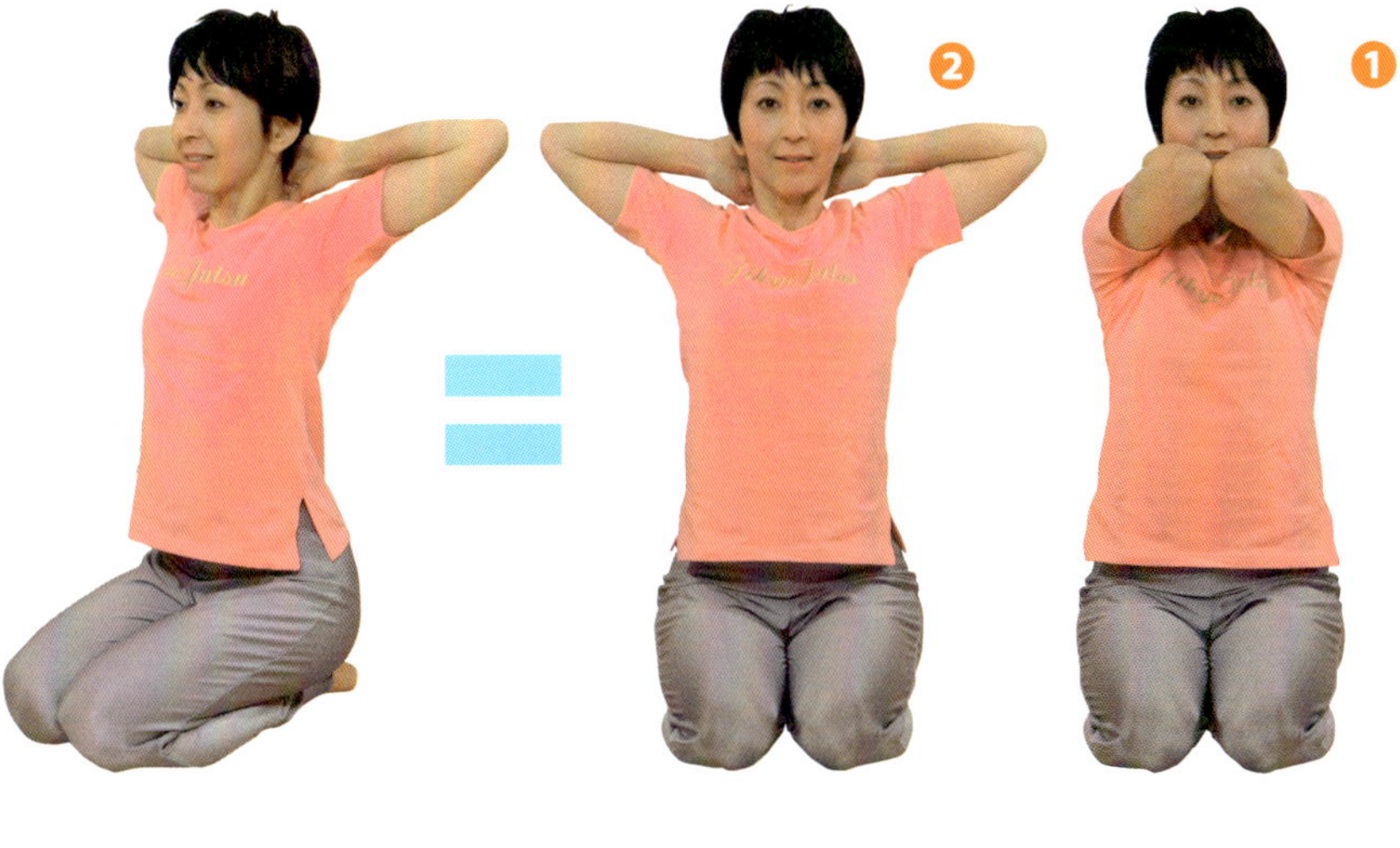

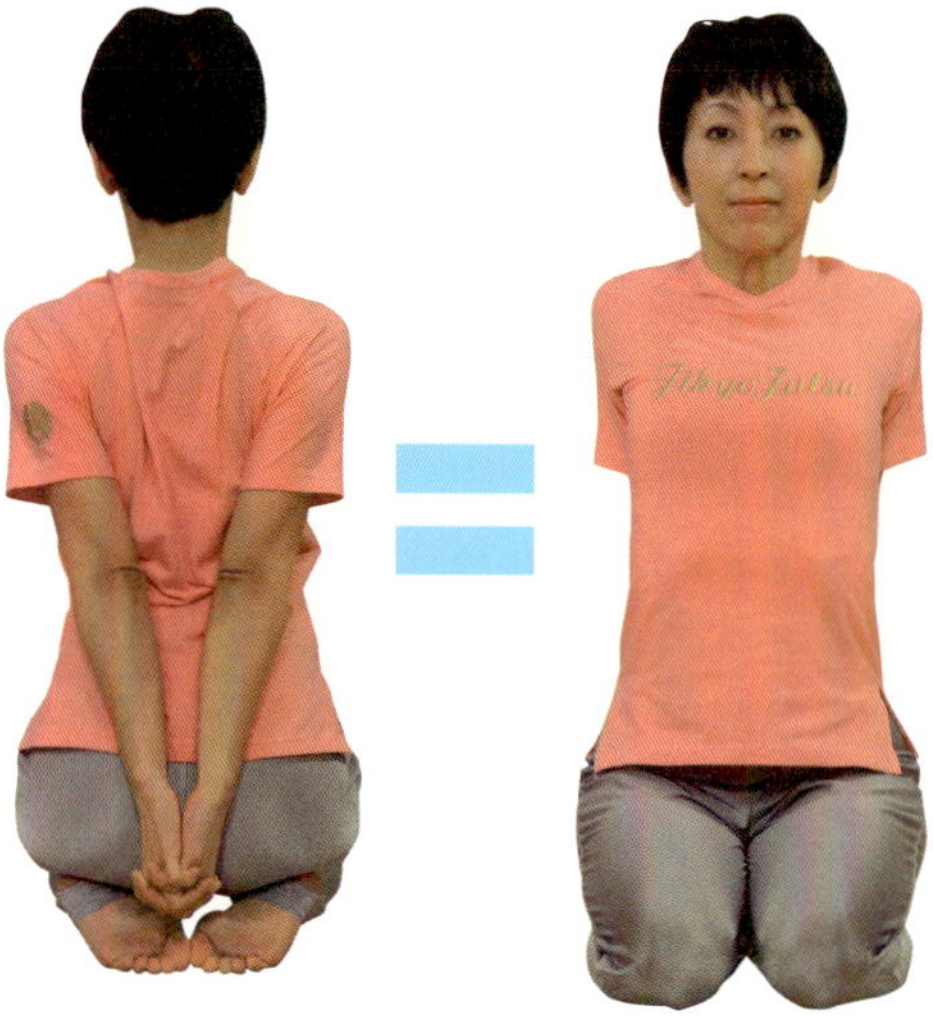

第4動

——20回——

こんな人に

肩こり、背中痛、姿勢が悪い

両手のひらをピッタリつけ、後ろで指を組みあわせる。視線を正面に向けたままヒジを伸ばし、鼻から息を吸いながら両肩を上げる。口から息を吐きながら、肩をストンと下ろす。

POINT
肩甲骨を寄せる

肩甲骨を中央に寄せるようにして、両肩を後ろでぐっと寄せる。

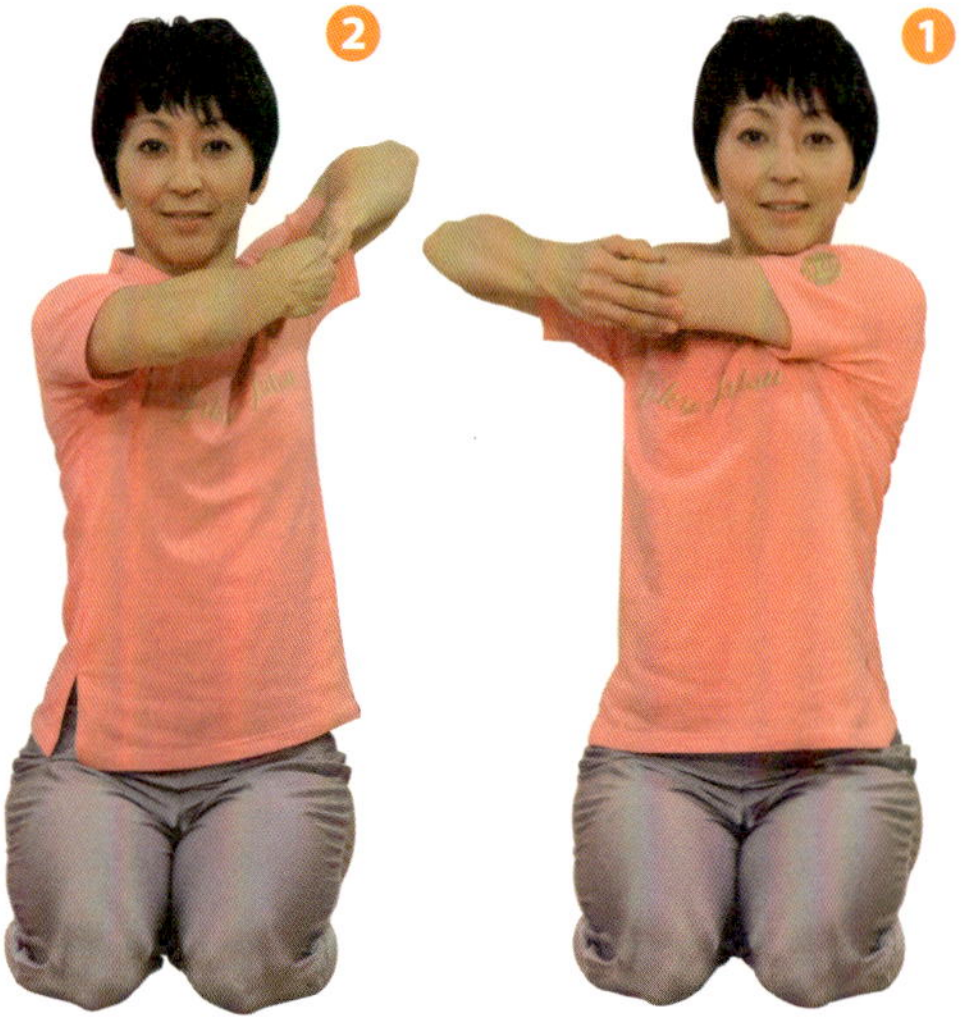

第5動

−左右20回ずつ−

こんな人に

肩こり、背中痛、ストレス

①左腕を曲げて右肩にのせ、右手のひらで左ひじを押さえ「イチ」の号令で右に引っぱる。②右手の人さし指と中指で左手の小指のつけ根を挟み「ニイ」で左に押す。右も同様に。

POINT
手の挟み方

小指のつけ根あたりを、もう一方の人差し指と中指でしっかり挟む。押すときには、手首を曲げないように注意する。

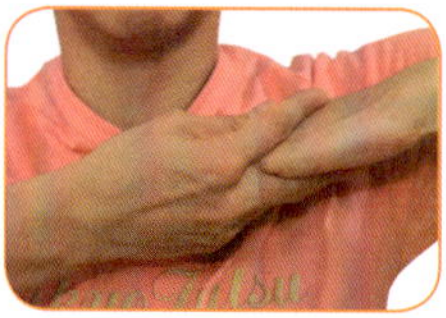

第6動

――12回――

こんな人に

めまいによる不調、偏頭痛、歯痛

両手を身体の横につけひじをまっすぐに伸ばす。手の平を正面に向ける。左の耳が左肩につくくらい頭を真横に曲げる。「イチ」の号令で首をストンと右側に曲げ、続いて「ニイ」の号令で首を左に曲げる。

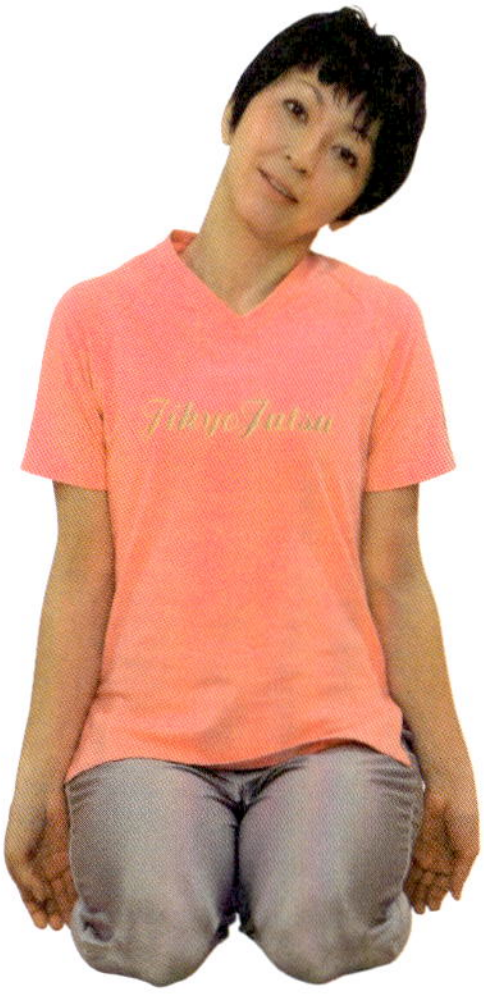

ADVICE

首に痛みがある人は?

第6動～第8動はムチ打ち症の予防と治療に効果があります。現在ムチ打ち症などで首に痛みがある人は、ムリせずできる動作だけを行いましょう。

第7動

――12回――

こんな人に

自律神経失調症、脳貧血、不眠、精神安定

手はひじを伸ばし、ひざの上に置く。頭は後ろに反らせ、視線は天井に。「イチ」で反動をつけ頭をストンと前に落とす。続いて「ニイ」のかけ声で思いきり天井を向き、元の姿勢に戻る。

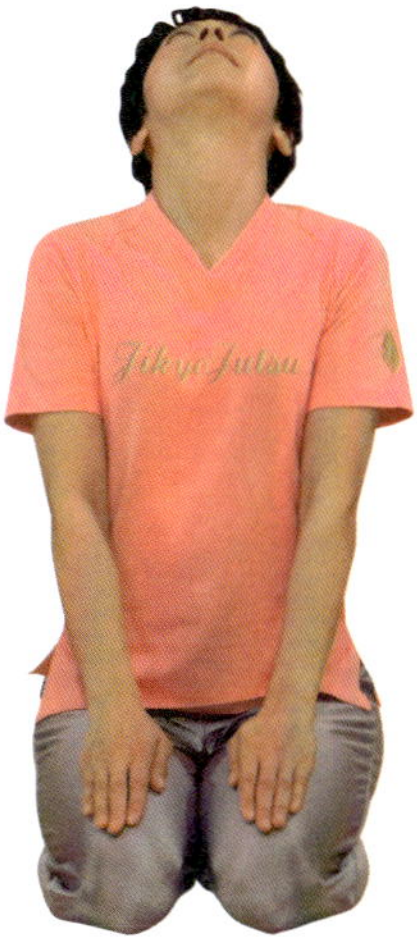

第8動

――12回――

こんな人に

自律神経失調症、不眠症、耳や目の衰え

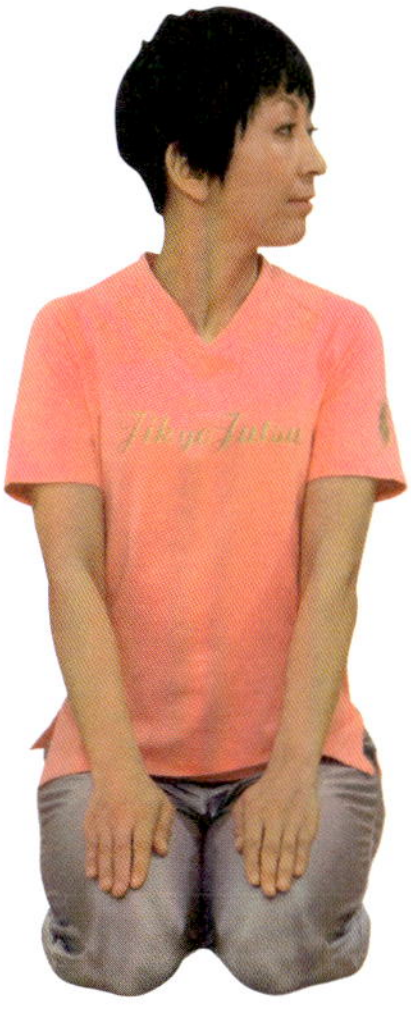

あごを引いて顔を左に向け、あごが左肩の真上に来るようにする。「イチ」のかけ声で、はずみをつけて顔をサッと右に向ける。「ニイ」のかけ声で同様に顔を左に向ける。これを交互に繰り返す。

POINT
手の形・叩き方

親指を内側に曲げ、他の4本はくっつけず離す。力を抜いてポンポンと軽く叩く。

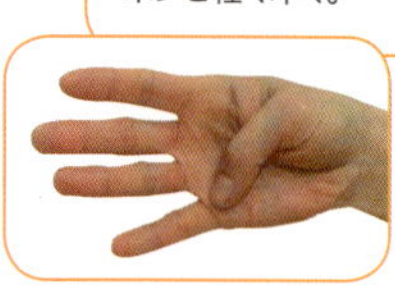

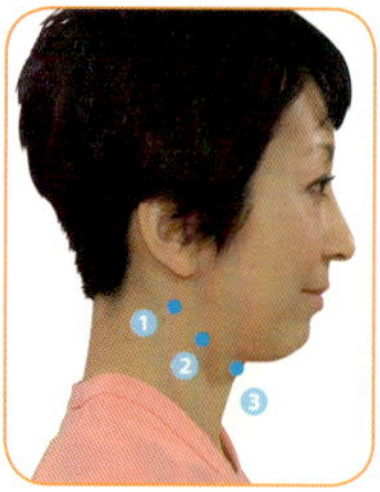

第9動

– 左右6回ずつ –

こんな人に

疲労からくる倦怠感、歯槽膿漏、頭痛、歯痛、ホルモン分泌、全身の調整

首筋を伸ばし左手はひざの上に。頭を右に傾け、「イチ、ニイ、サン……」と号令をかけながら、手刀で首の3ヵ所を6回ずつ叩く。①左耳の下4cmの部分を6回、②エラの下の部分を6回、③あごとのどぼとけの中間を6回、叩く。反対側もそれぞれ同様に。

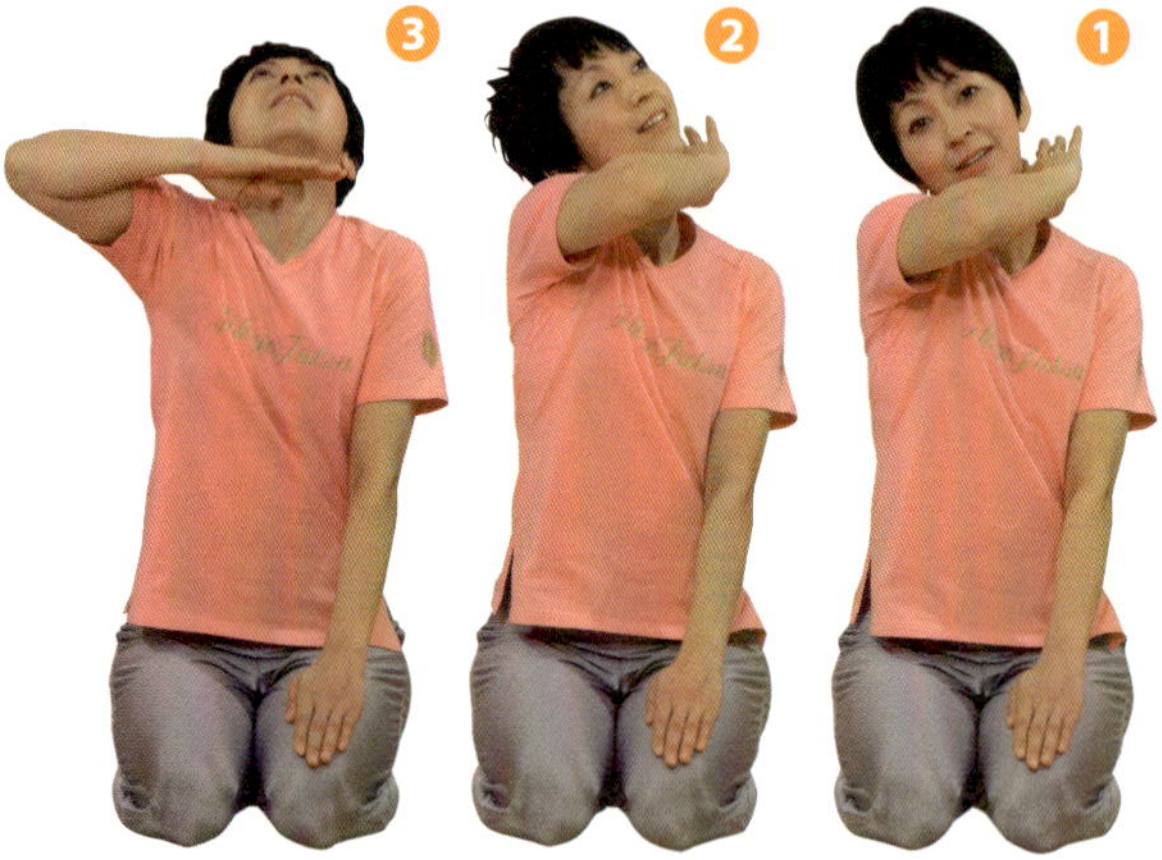

第10動

— 6回ずつ —

こんな人に

高血圧症、頭痛、顔面神経痛、めまい、耳鳴り

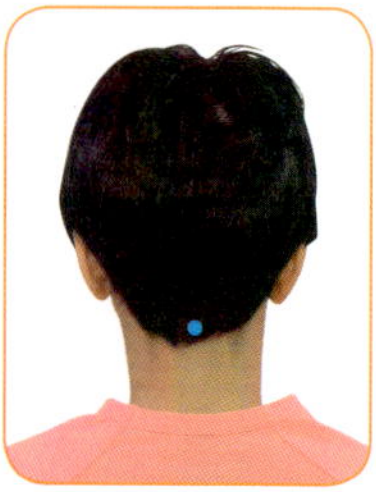

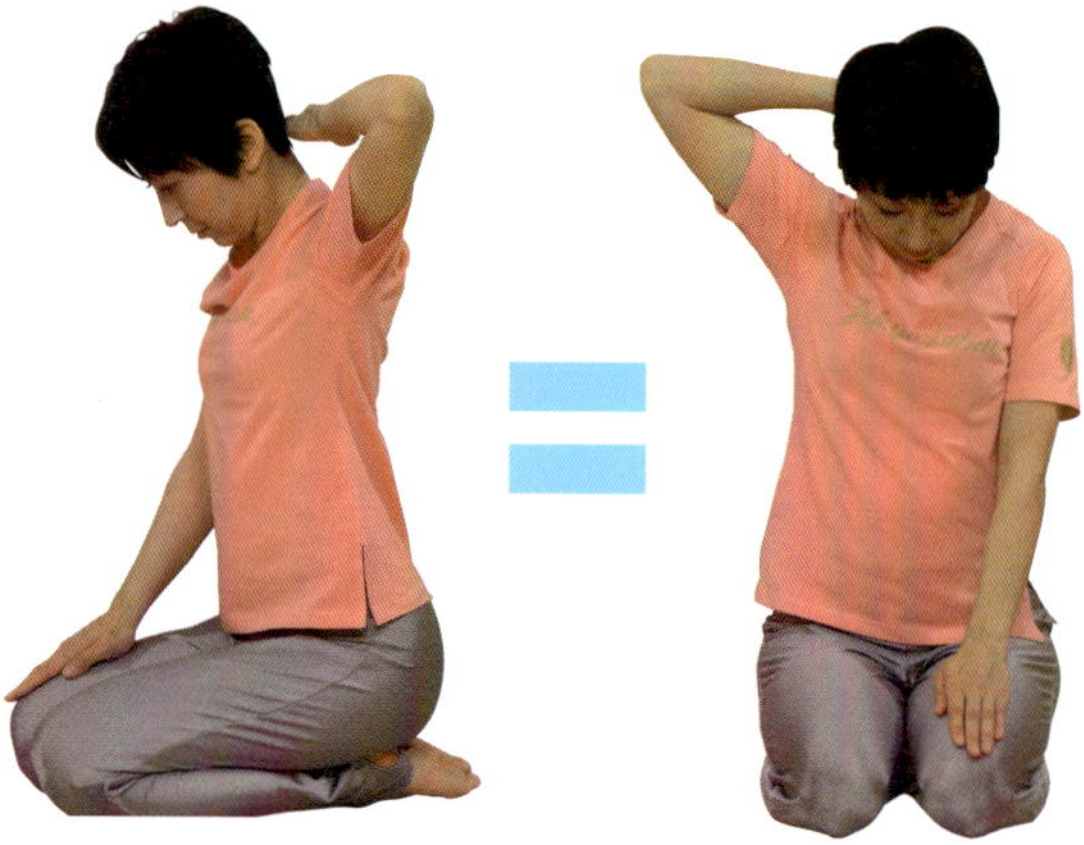

左ひじを真横に張り、ボンノクボ（右写真）を左手で真後ろから強めに6回叩く。続いて右手刀に替え、同様に6回叩く。

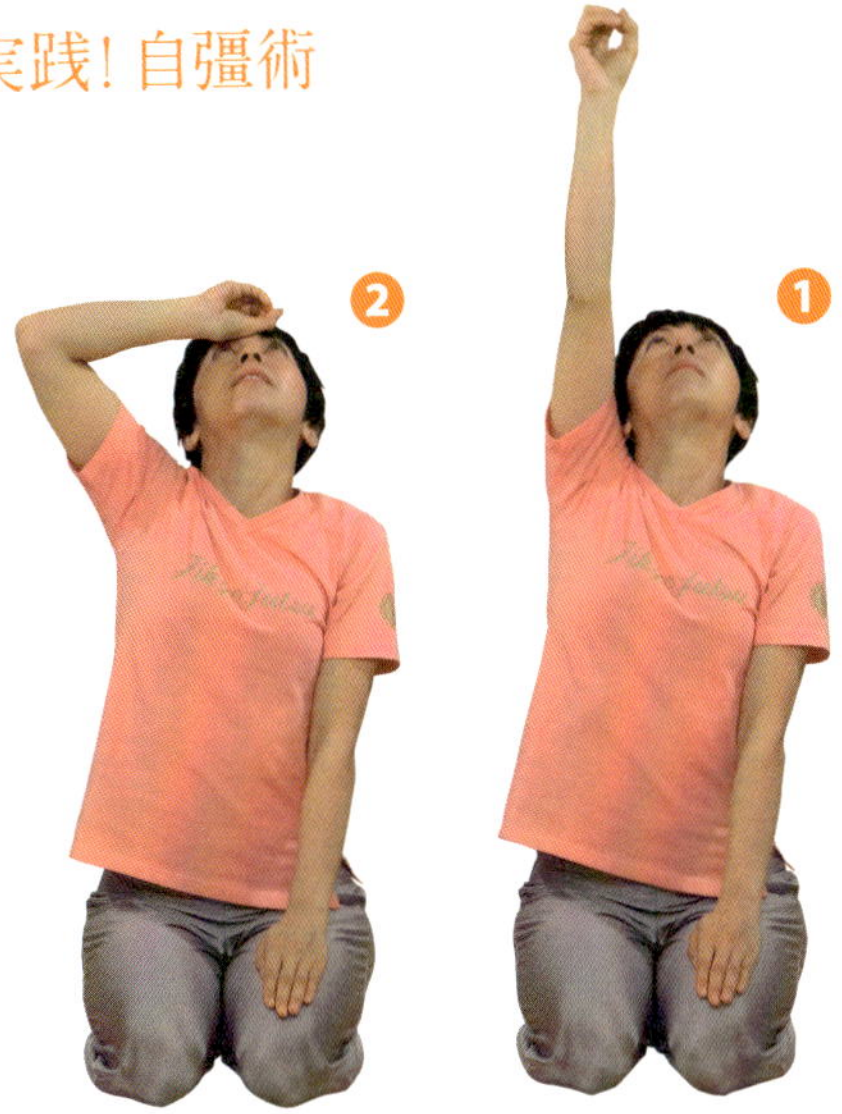

第11動
―― 6回ずつ ――

こんな人に

首から上のすべての症状に効果

①親指と人差し指で輪をつくり、手を上に上げる。②輪が真上から落ちてくるようなイメージで、はずむようにおでこを叩く。計6回叩く。右手も同様に。

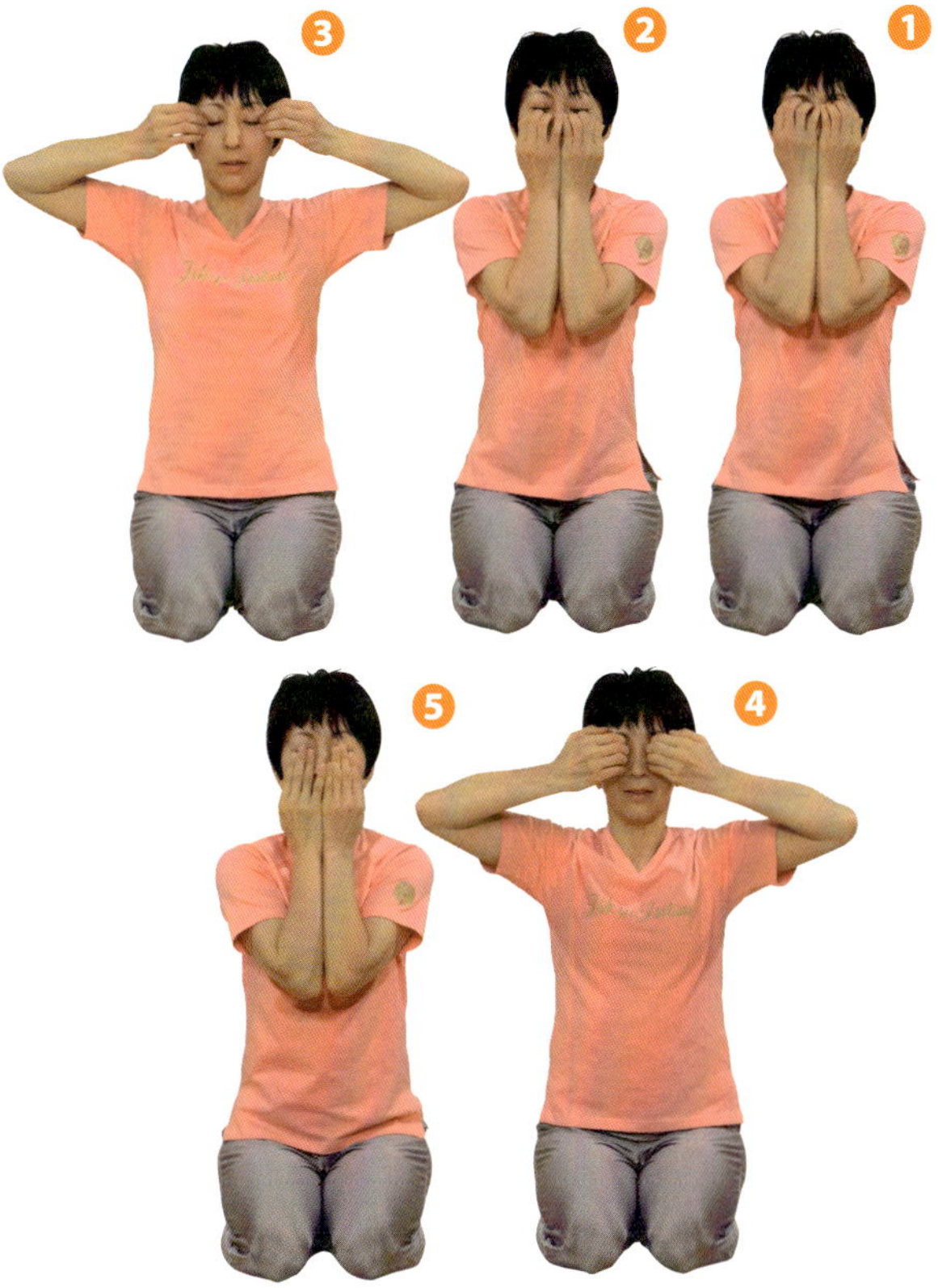

第12動
―― 2回 ――

こんな人に

高血圧、心臓疾患、老眼、
近眼、精神安定

①両腕をひじから手首までピッタリ合わせ、「イチ」の号令で左右の人差し指と中指を、両目の上と眼球の間に静かに差し入れる。②「ニイ」で眼球の下を押す。③両ひじを真横に広げ、「サン」のかけ声と共に中指で目尻を押す。④「シイ」でひじを広げたまま、中指で目頭を押す。⑤「ゴオ」でヒジを揃え、3本の指で両目の中央を同時に押す。2回以上不可。

POINT
実施は2回まで

目の負担になるので、2回以上やらないよう注意すること

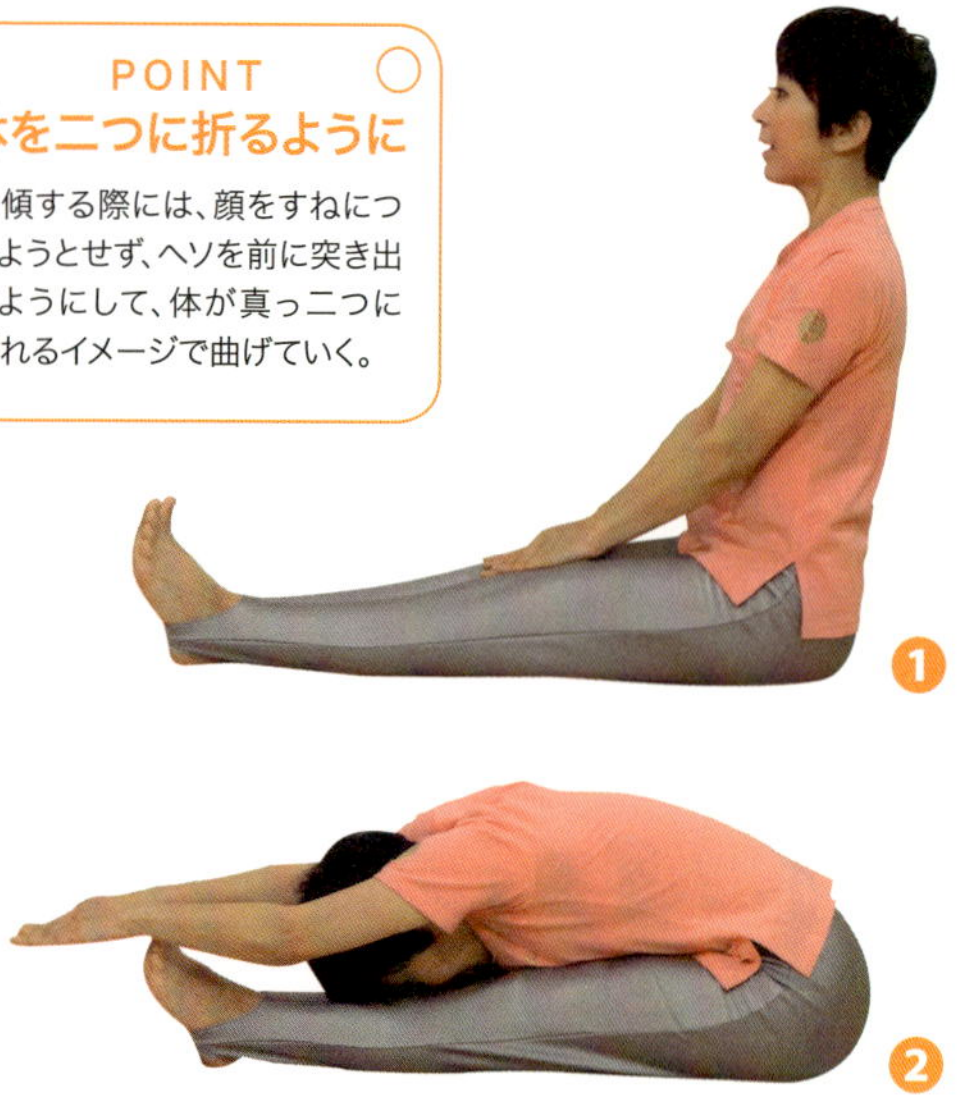

POINT
体をニつに折るように

前傾する際には、顔をすねにつけようとせず、ヘソを前に突き出すようにして、体が真っ二つに折れるイメージで曲げていく。

第13動
—— 20回 ——

こんな人に

腰痛、ひざ痛

①両脚を前に投げ出し足首を立て、両手は親指を組み、4指を揃えてひざの上に置く。上体はひじを伸ばして反らす。②「イチ」のかけ声で上体を曲げ、深く前へ突き出す。曲げきったら、上体をすぐ元に姿勢に戻す。

第14動
—— 10回 ——

こんな人に

骨折・脱関節の予防、全身の強化

①腕立て伏せの姿勢でつま先を立て、全身を一直線に。視線は90cm前方を見る。②「イチ」のかけ声で、ひじを胴につけたまま曲げる。曲げきったら元の姿勢に戻す。

POINT
できるやり方から

特に女性の場合、ひじを深く曲げられない人も多いはず。ひじを浅く曲げる、両ひざをついて腕立て伏せをするなど、自分ができるやり方からスタートし、徐々にレベルアップを。

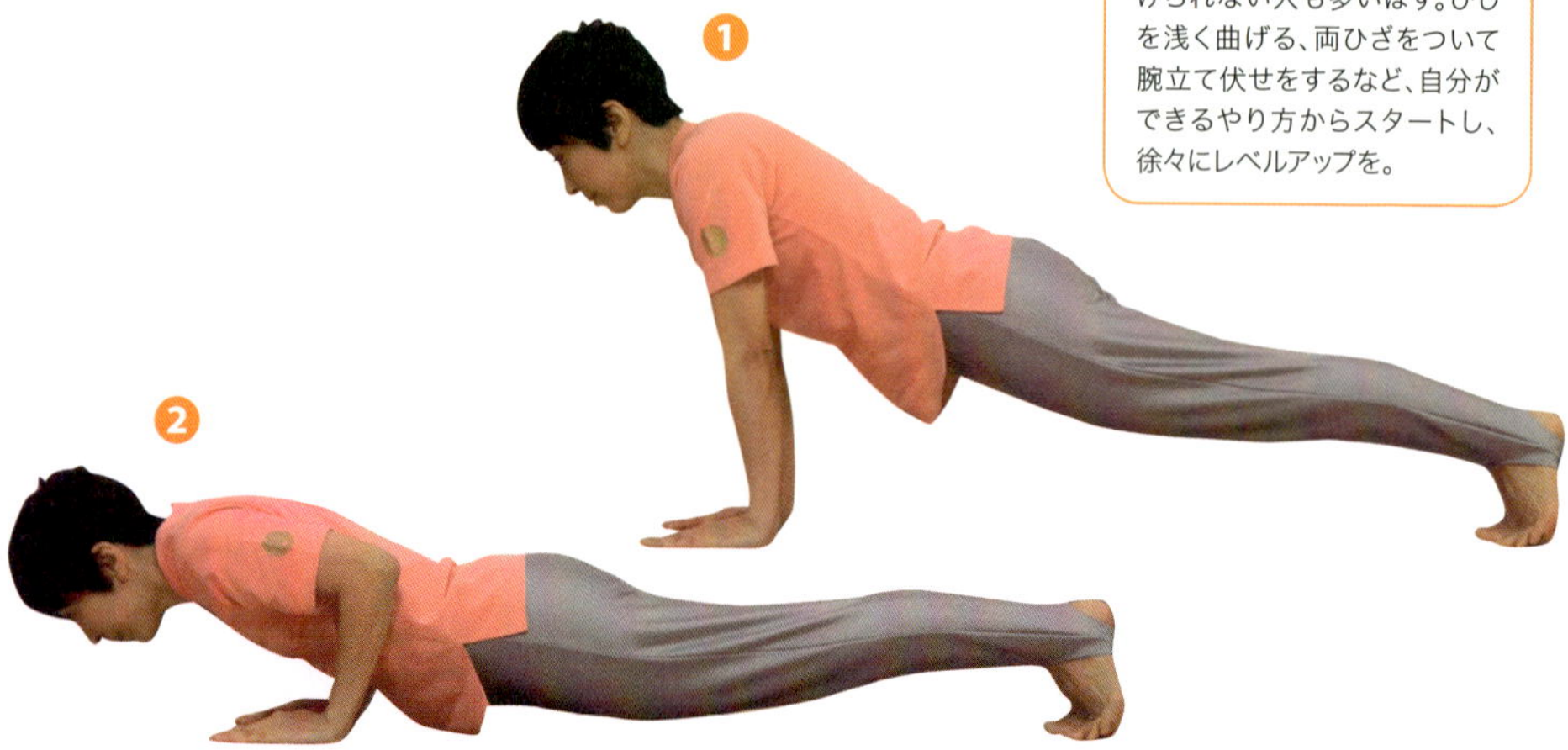

第15動

20回

こんな人に

脊柱・腰椎の異常

両足を伸ばし、足首を寝かせる。両手は肩幅に開き指先を正面に向ける。恥骨（ちこつ）を床につけたまま、顔を天井と平行にする。「イチ」のかけ声で頭を後方に反らせ、「ニイ」でさらに反らす。

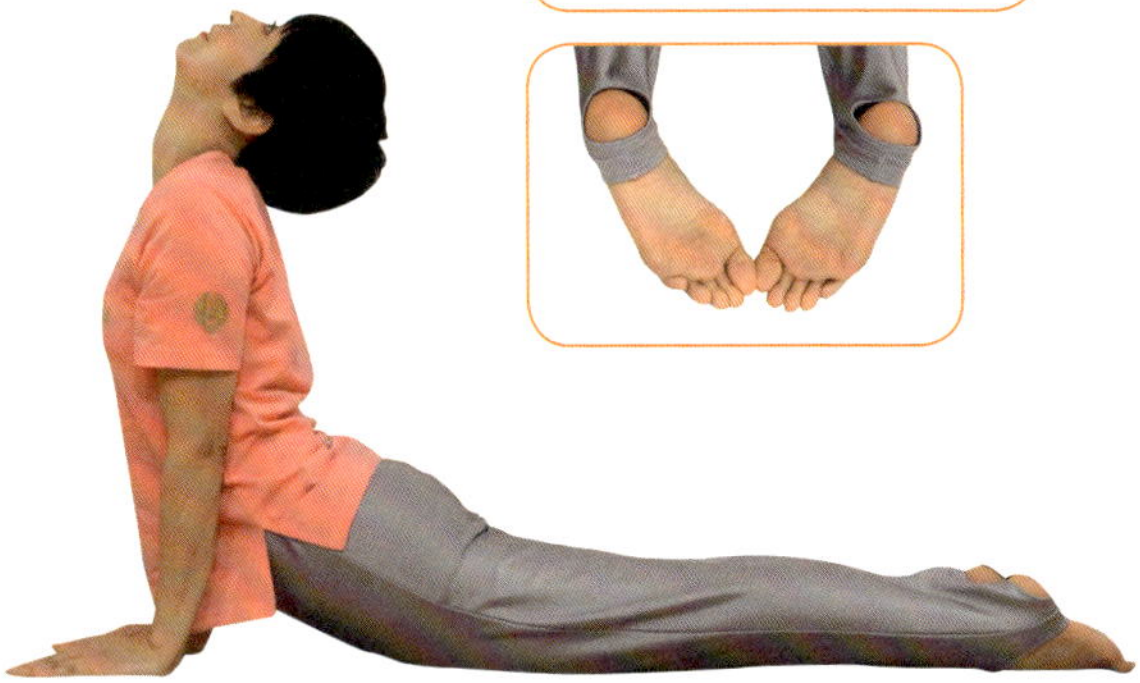

POINT
足先の位置

足の甲が床につくようにし、かかとは「ハ」の字に開く

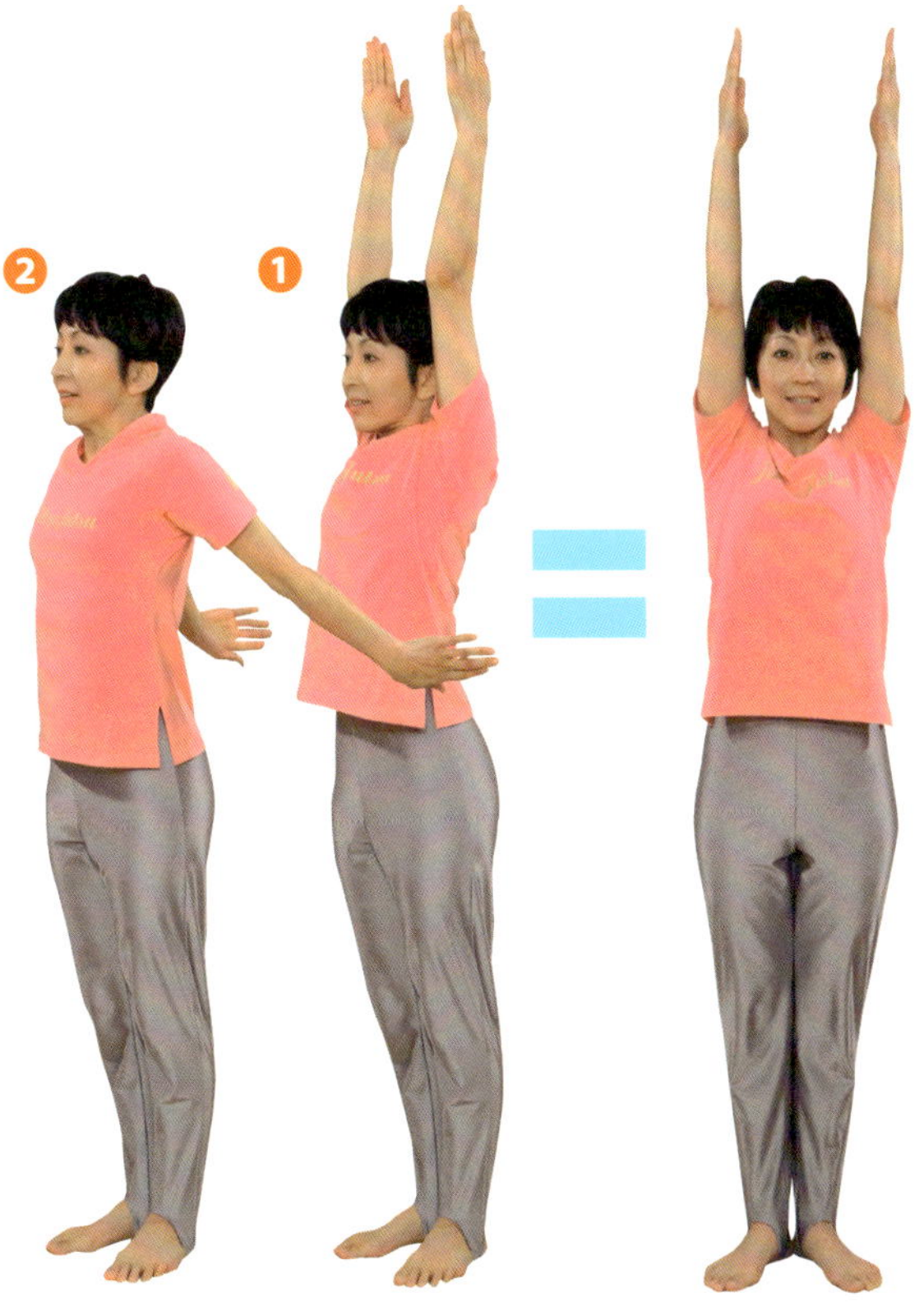

第16動

20回

こんな人に

姿勢の矯正、高血圧症、
内臓下垂、肩こり

かかとをつけて、つま先を60度に開く（気をつけの姿勢）。①「イチ」の号令で両腕を耳につくくらい真っすぐに伸ばす。②「ニイ」で後ろに高くはね上げるように両腕を振り下ろす。

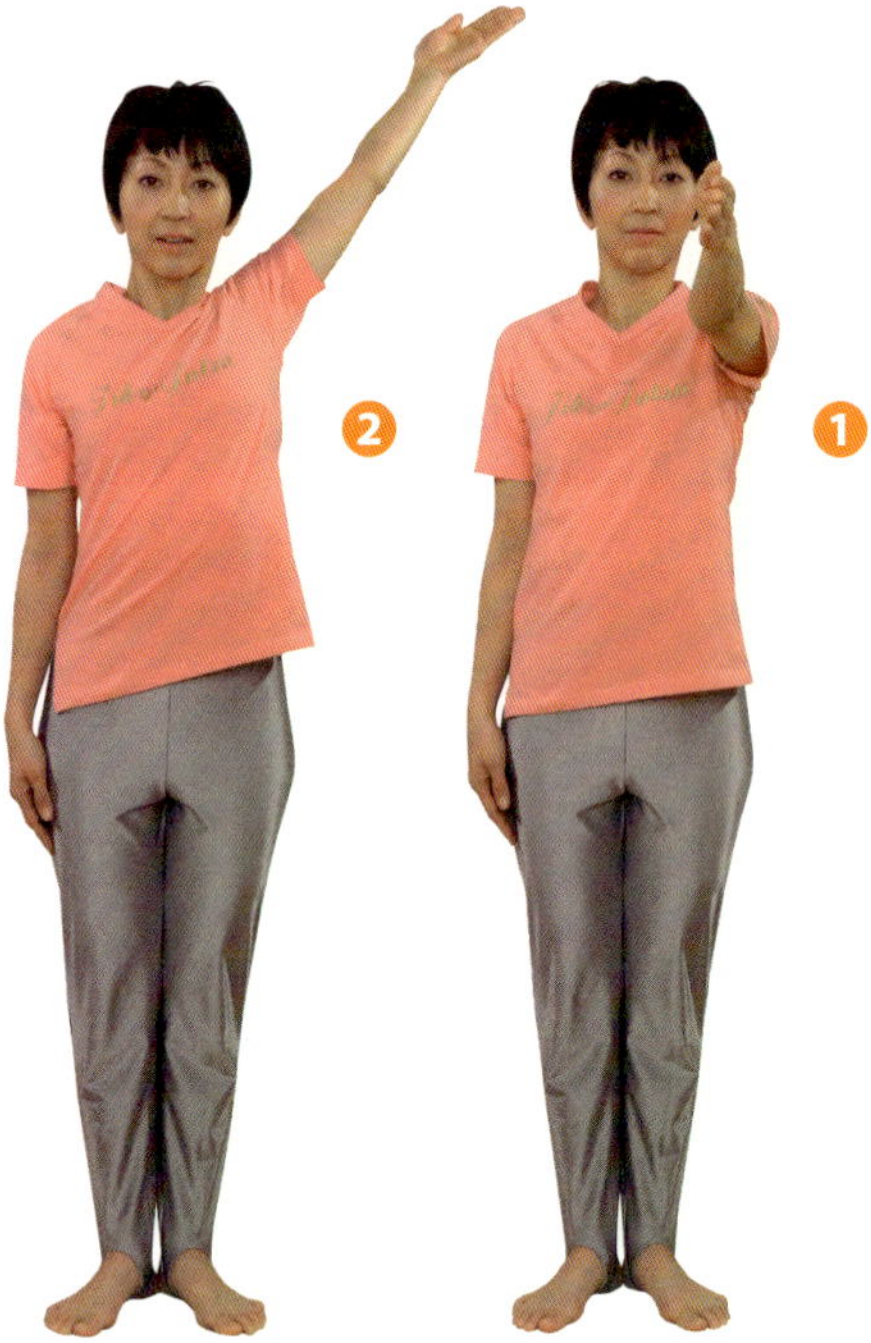

第17動

—10回ずつ—

こんな人に

肩関節が硬い、肩こり、
四十肩、五十肩

気をつけの姿勢で足先を60度に開く。①左腕を前方の目の高さに上げて伸ばす。②「イチ」で後ろから上、前へと10回転させる。続いて、先ほどとは逆回転に前から後ろへ10回。右腕も同様に。

POINT　反動を利用する

第17動、第18動とも肩や腕に力を入れず、軽くはずみをつけて反動を利用しながらまわす。やたらに早く振りまわすのはNG。ゆっくりと丹念にまわすこと。

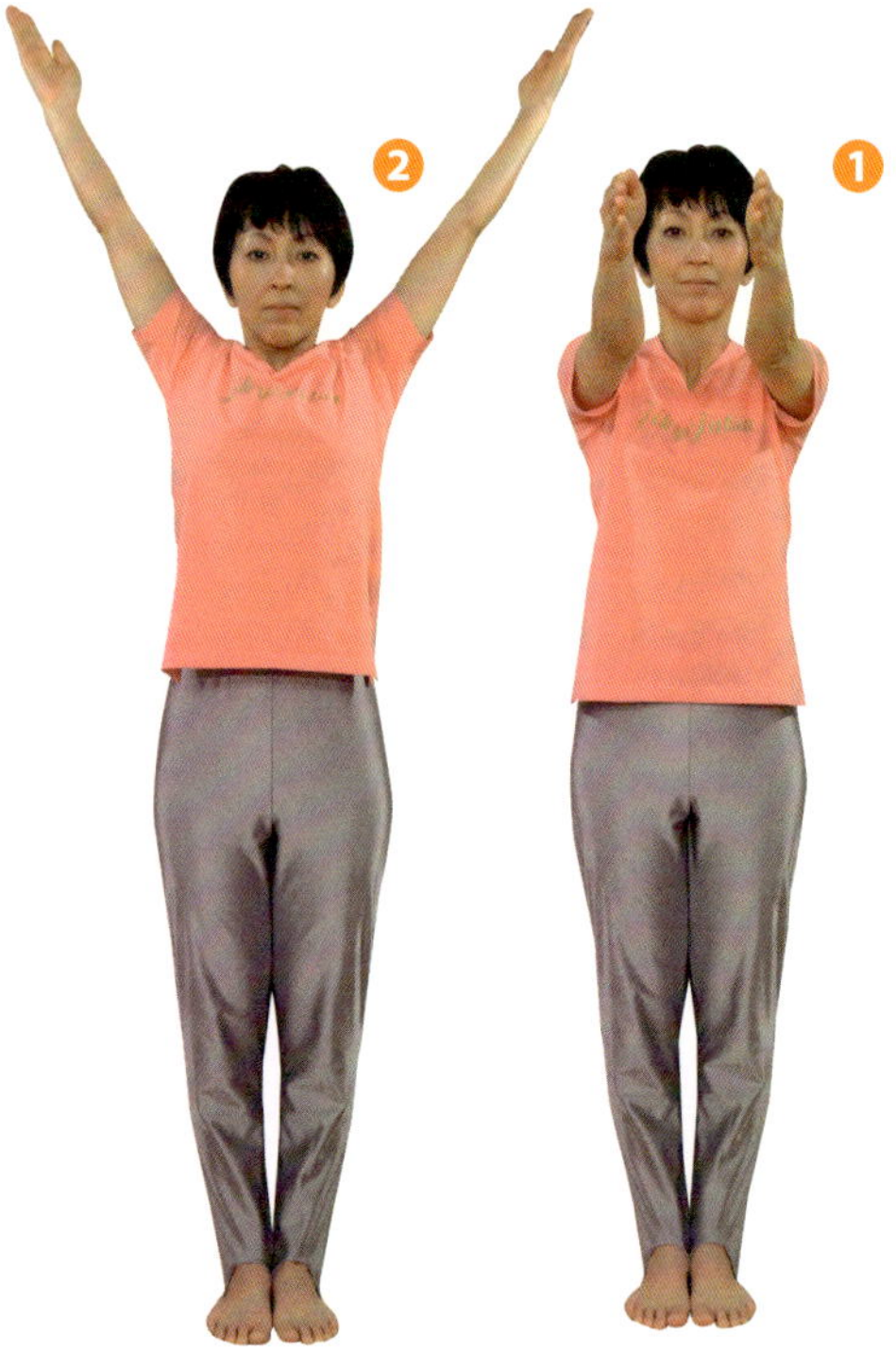

第18動

—10回ずつ—

こんな人に

脊髄神経の異常、肩甲骨のコリ

足先を揃えて直立。①両腕を肩幅の広さに開き、目の高さにまっすぐに伸ばす。②イチと号令をかけながら左右の腕を、同時に後ろから10回、前から10回まわす。

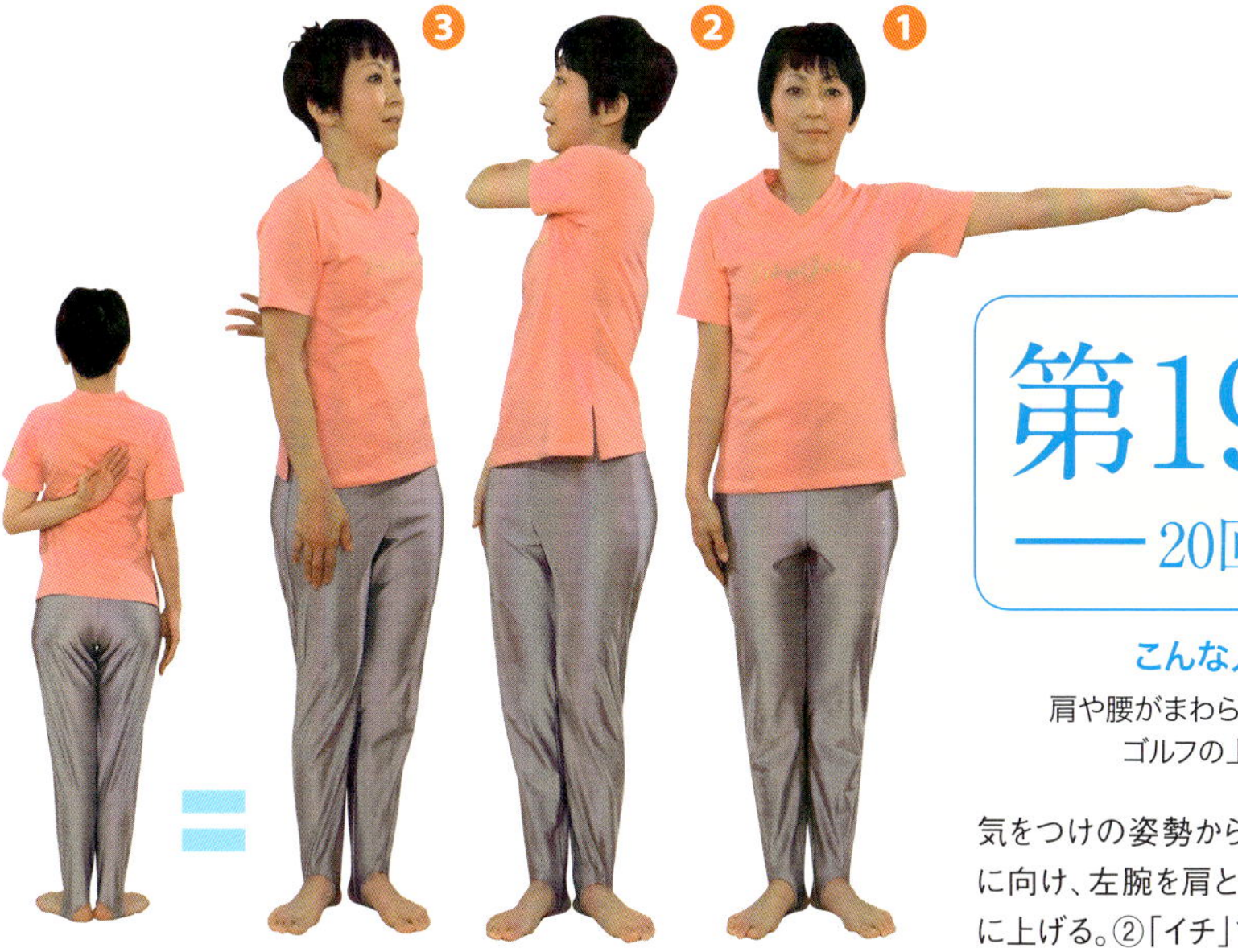

第19動

20回

こんな人に

肩や腰がまわらない、腰痛、
ゴルフの上達に

気をつけの姿勢から①手のひらを下に向け、左腕を肩と水平の高さに左に上げる。②「イチ」で左腕をまわし背柱の真ん中を叩く。③「ニイ」で左腕を高くまわし、左側から右の肩甲骨を手の甲で叩く。②③とも腰をひねり、腕の力を抜き、はずみを利用する。

POINT　あごを引く

手を振りまわすときは、あごを前に突き出したり、上がったりしないように注意する。また、手が肩の高さより下がらないことにも気をつける

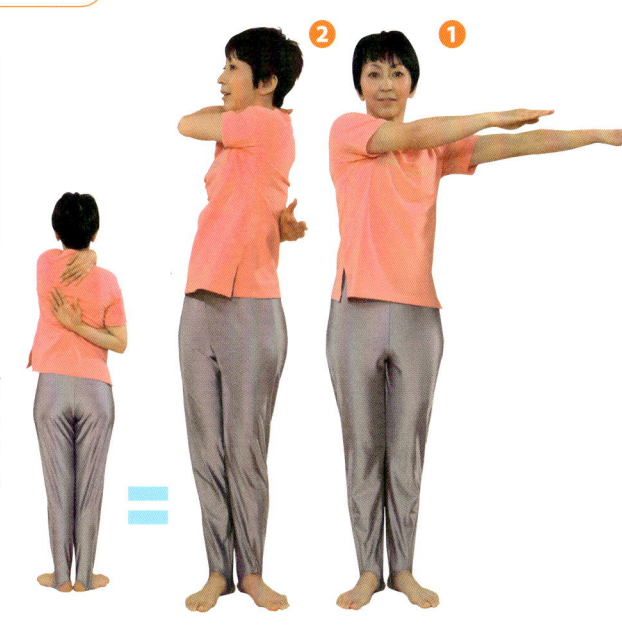

第20動

20回

こんな人に

脊柱・腰椎の異常、上腕の神経痛、
筋肉痛、ゴルフの上達に

①両腕を左の方に肩と水平に伸ばす。②「イチ」で左手のひらで右肩ごしに背部を打つ。同時に右の手の甲で左の肩甲骨を打つ。腰をひねりながら「ニイ」で反動を利用し反対に打つ。

第21動

―― 10回 ――

両足のつま先を揃え前にかがみ、ひざを「くの字」に曲げる。①4本の指をつま先の下に差し込み、親指で足の親指をつかむ。両ひじをしっかり伸ばし、頭は自然に垂れる。②「イチ」で腰をグンと上げ、ひざを一直線に伸ばす。③すぐに元の姿勢に戻る。足の指はしっかりつかみ、離さないようにする。

こんな人に

勉強やデスクワークによる疲労、蓄膿症、偏頭痛、ひざ痛

POINT
つま先のつかみ方

親指と人差し指で足の親指をつかみ、他の4本の指は足で踏みつける。

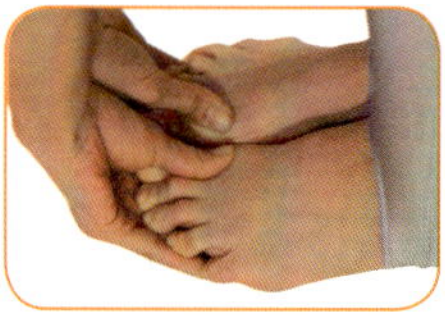

①

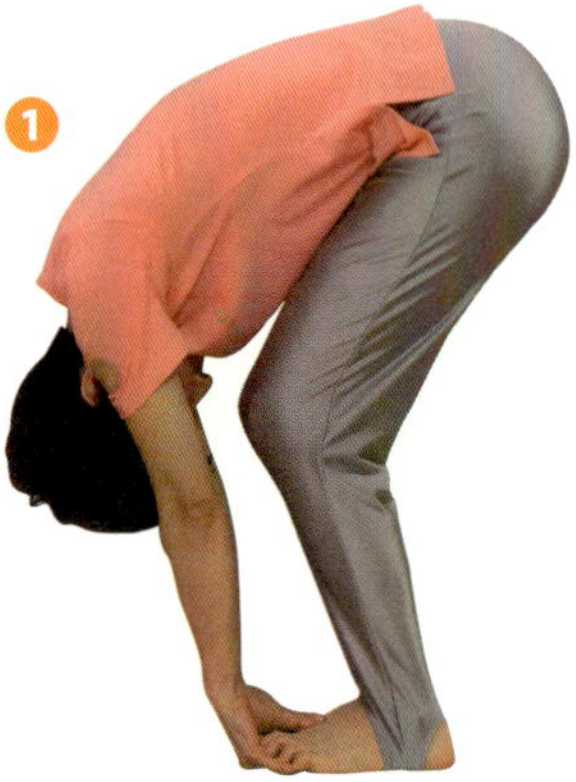

②

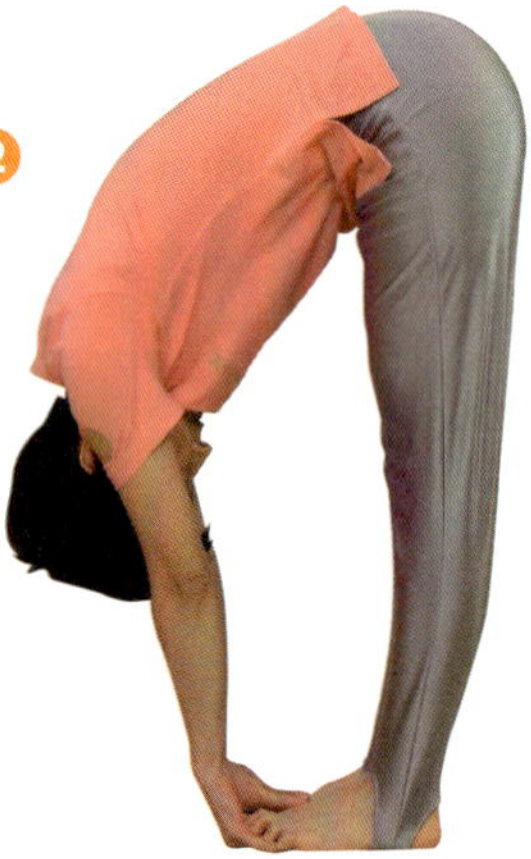

③

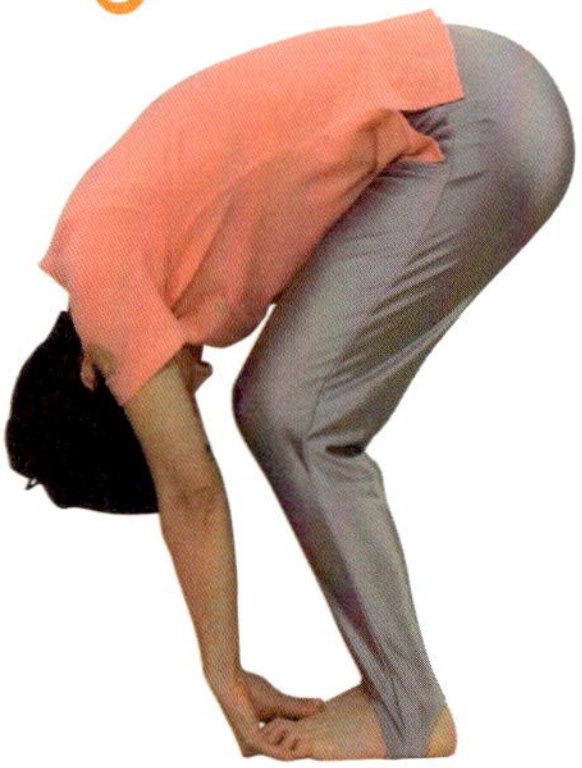

ADVICE
こんな人は注意！

この動きは、足をポンプにして血液を頭部に送り込むので、逆立ちと同じような効果があります。逆立ちより安全に行えますが、高血圧、低血圧、貧血、不眠、メニエール病、自律神経失調症などの人は、頭を下げるとめまいがしたり、倒れそうになったりすることがあります。下を向いてフラッとする場合はムリをせずに、できる範囲で行いましょう。

第22動
ー左右6回ずつー

こんなに人に

頭やカラダの疲労、脊椎・腰椎の異常

①腰に手を当ててつま先を直角に開く。右足を正面に一歩半出す。体は左足の方向に向ける。②「イチ」で体を真正面に向ける。③「ニイ」で後ろに反らせる。「サン」で用意の姿勢に戻る。

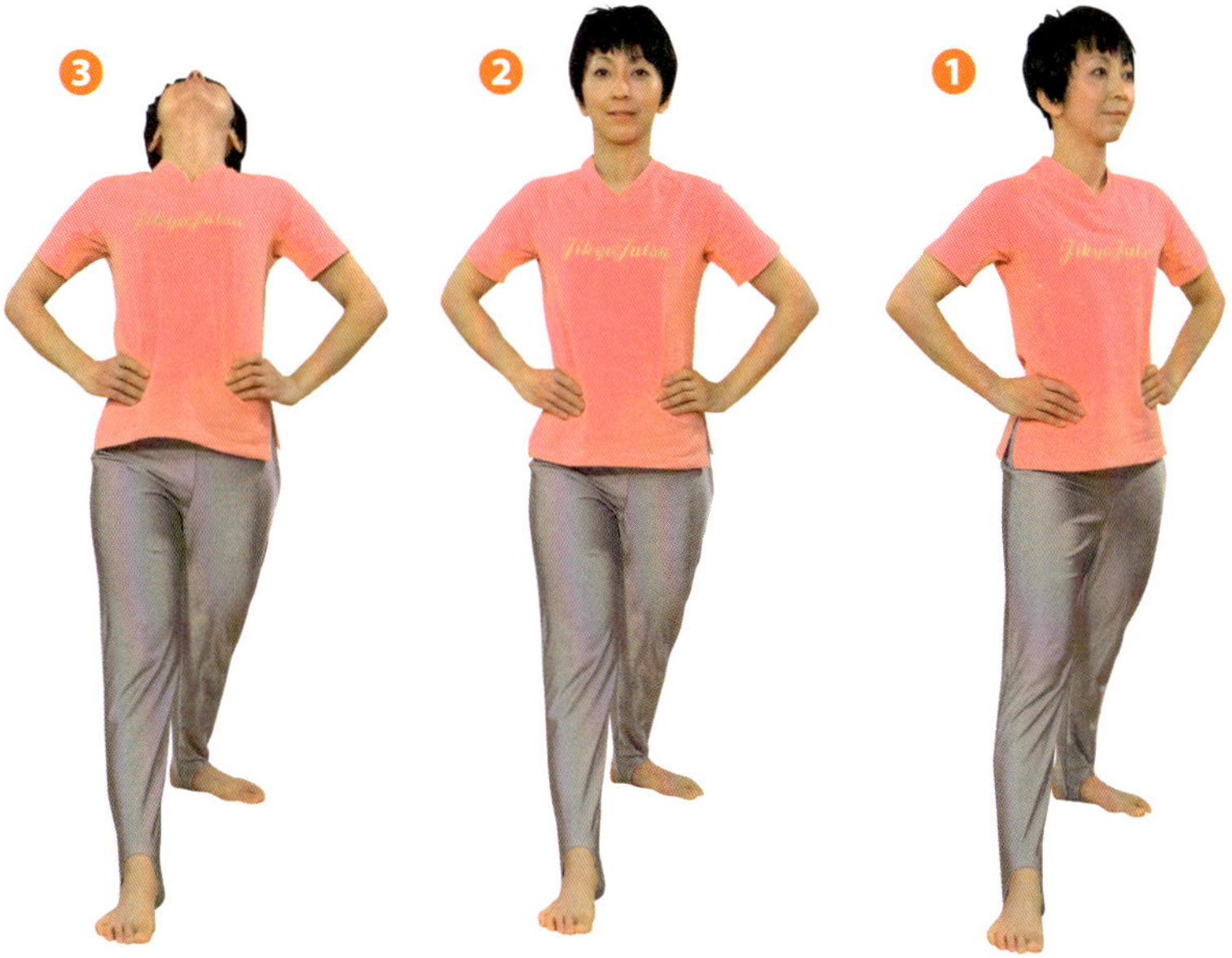

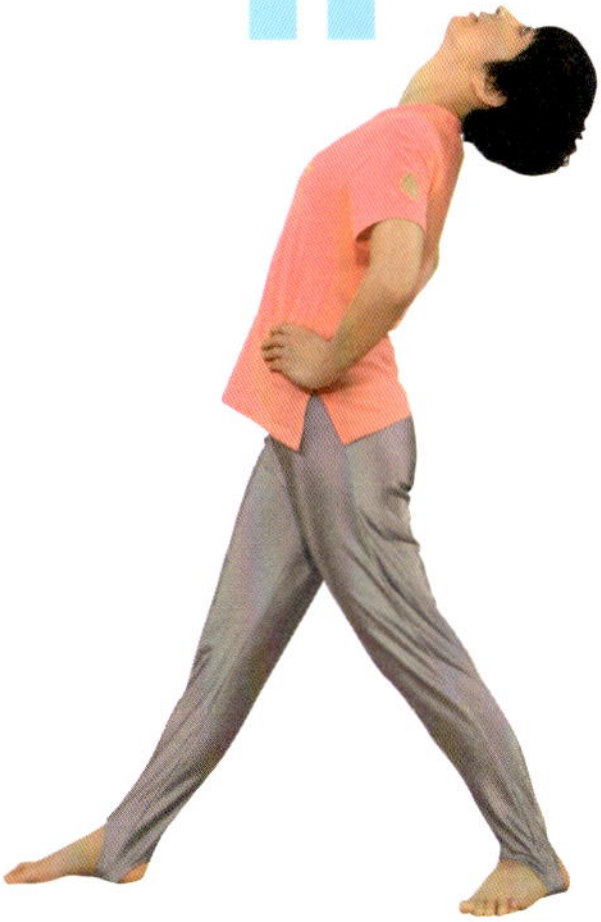

動きの順序には すべて意味があります！

前頁の第21動では、頭の後ろの部分、背すじ、腰の筋肉、ハムストリングス（下肢の裏側の筋肉）をストレッチしました。対して、第22動では首、胸、お腹、下肢の前側をストレッチします。

このように、自彊術は、血液の流れや関節、筋肉の動かし方などが、上下、左右、前後に交互に行えるよう組み立てられています。

自分だけの判断で順序を変えたり、やりたい動作だけを実施すると効果に影響が出てきますので、正しい順序ですべての動作を行うよう心がけましょう。

第23動

20回

こんな人に

腰痛、姿勢の矯正、全身のリラックス

①つま先を60度に開き直立し、右肩を上げ上体を左に傾ける。両手を下げ手のひらを体の脇につける。②「イチ」でひじを曲げないように上体を右真横に曲げる。反動をつけて「ニイ」で手先がひざの下まで来るように左へ曲げる。引き続き、「サン、シイ……」と、はずみをつけて上体を左右に大きく振る。

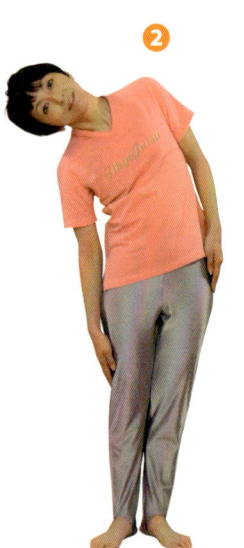

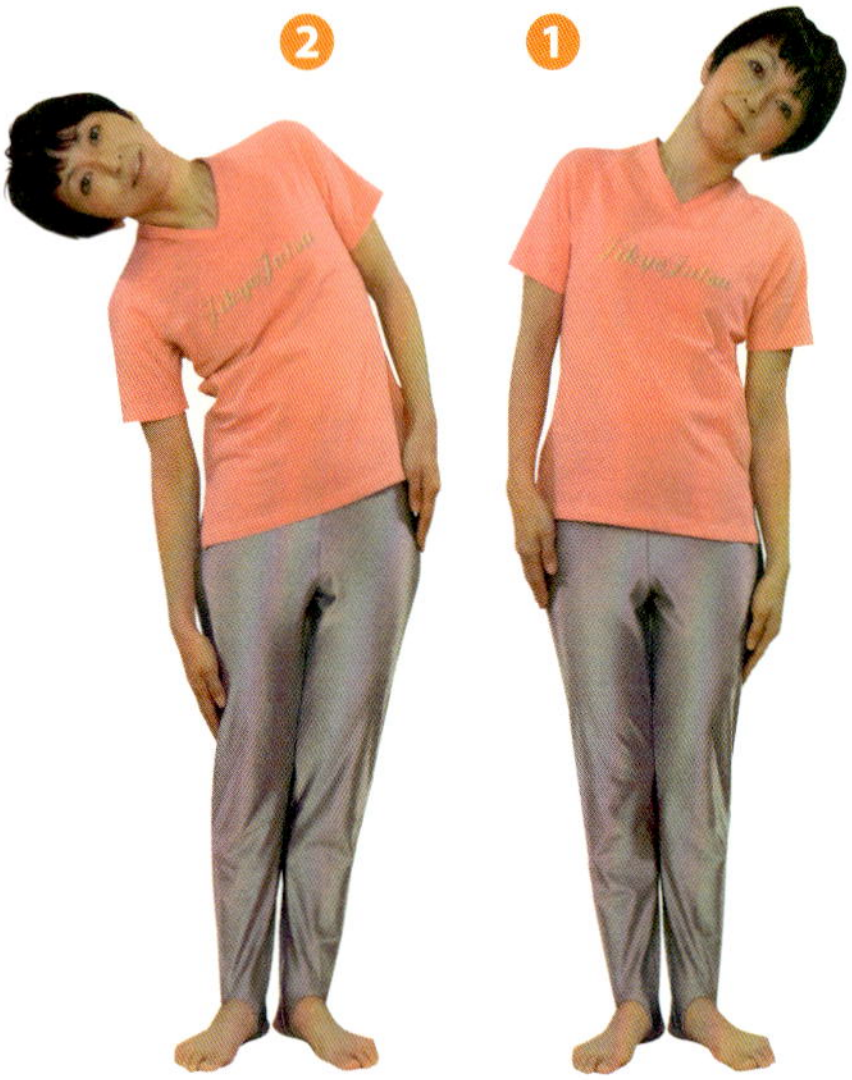

POINT

頭をおもりにする

肩と首の力を抜き、頭がメトロノームのおもりになったようなイメージで、リズミカルに上体を左右に振る。

第24動

20回

こんな人に

腰痛、神経の緊張と過労、下肢の強化

両足を揃えて直立する。①「イチ」で尻がかかとにつくまでしゃがみ、親指を内側に入れこぶしをつくって両腕を目の高さにつき出す。②次の瞬間立ち上がり、手のひらを開いて両腕を後ろに投げる。

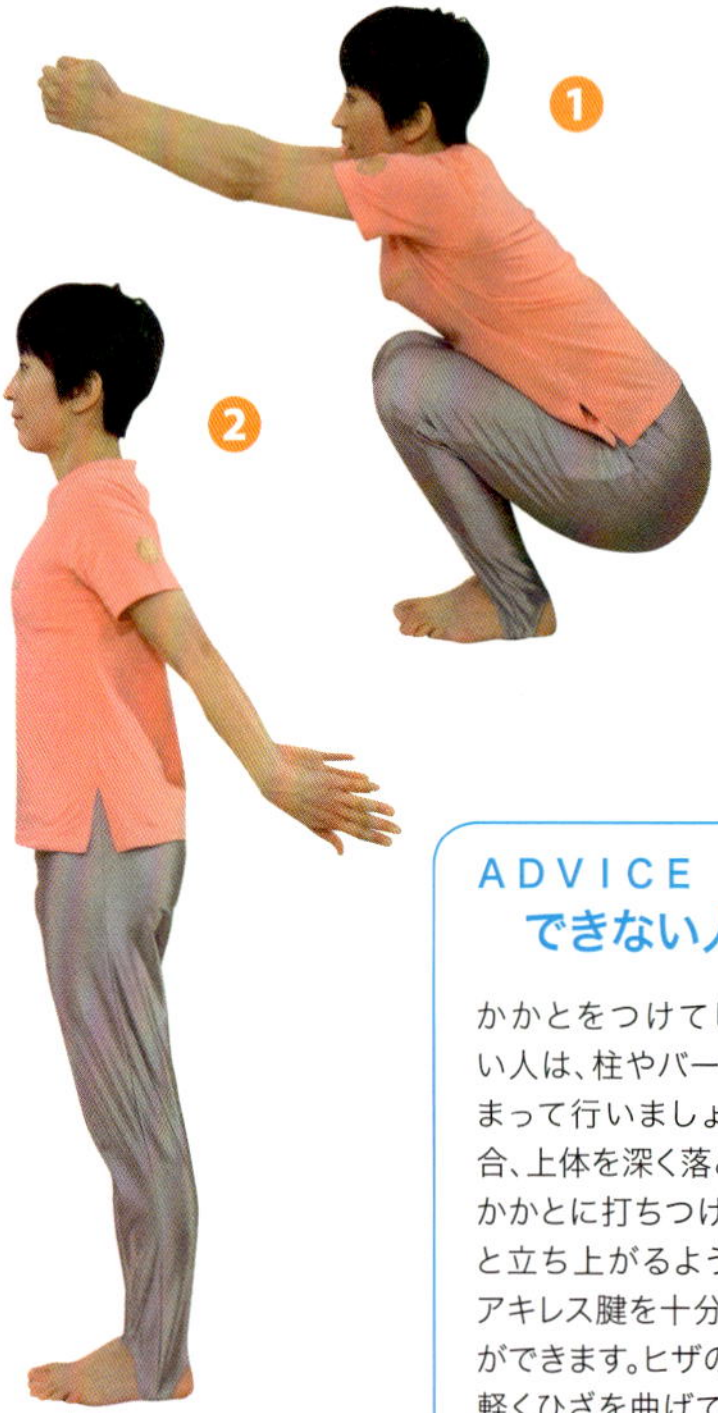

ADVICE

できない人は？

かかとをつけてしゃがめない人は、柱やバーなどにつかまって行いましょう。その場合、上体を深く落とし、お尻をかかとに打ちつけてからサッと立ち上がるようにすると、アキレス腱を十分伸ばすことができます。ヒザの悪い人は、軽くひざを曲げて戻ってきてもOK。その際も、かかとが床から離れないように注意しましょう。

第25動

20回

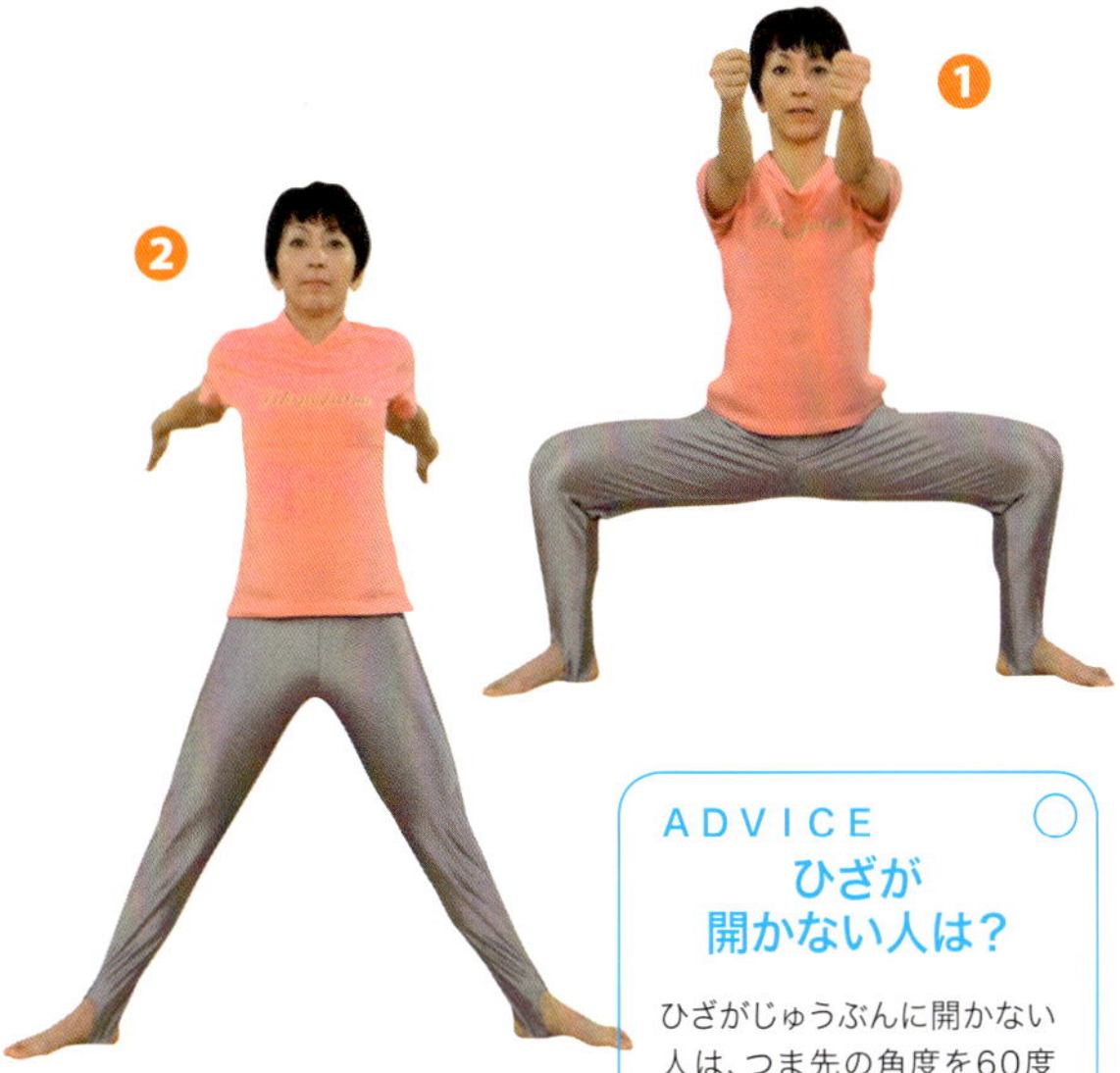

こんな人に

足・腰の弱り、肥満、姿勢の矯正

両足を80cmくらいに開いて立つ。つま先は80度外側に向ける①「イチ」でこぶしをつくり、中腰に、ひざが直角になるように腰を落とす。同時に両手を目の高さに突き出す。②サッと元の姿勢に戻りながら、両腕を大きく後ろへ振る。体の後ろで握っていた手のひらを開き指を伸ばす。

ADVICE

ひざが開かない人は？

ひざがじゅうぶんに開かない人は、つま先の角度を60度くらいの狭い角度から始めましょう。つま先とひざは、必ず同じ角度になるよう注意すること。

第26動

2回

こんな人に

下肢の疲労、骨盤の位置の異常

腰に手をあてつま先を約60度に開いて直立します。①「イチ、ニ……」とかけ声をかけながら足を左右に開いてからあごを引き、お腹を引き締め、徐々に真横に開く。②自分の限界まで開ききったら、「イーチ」と長いかけ声をかけ、ひと息ついてから元の姿勢にじわじわと戻る。2回目は「ニイ」と号令をかける。

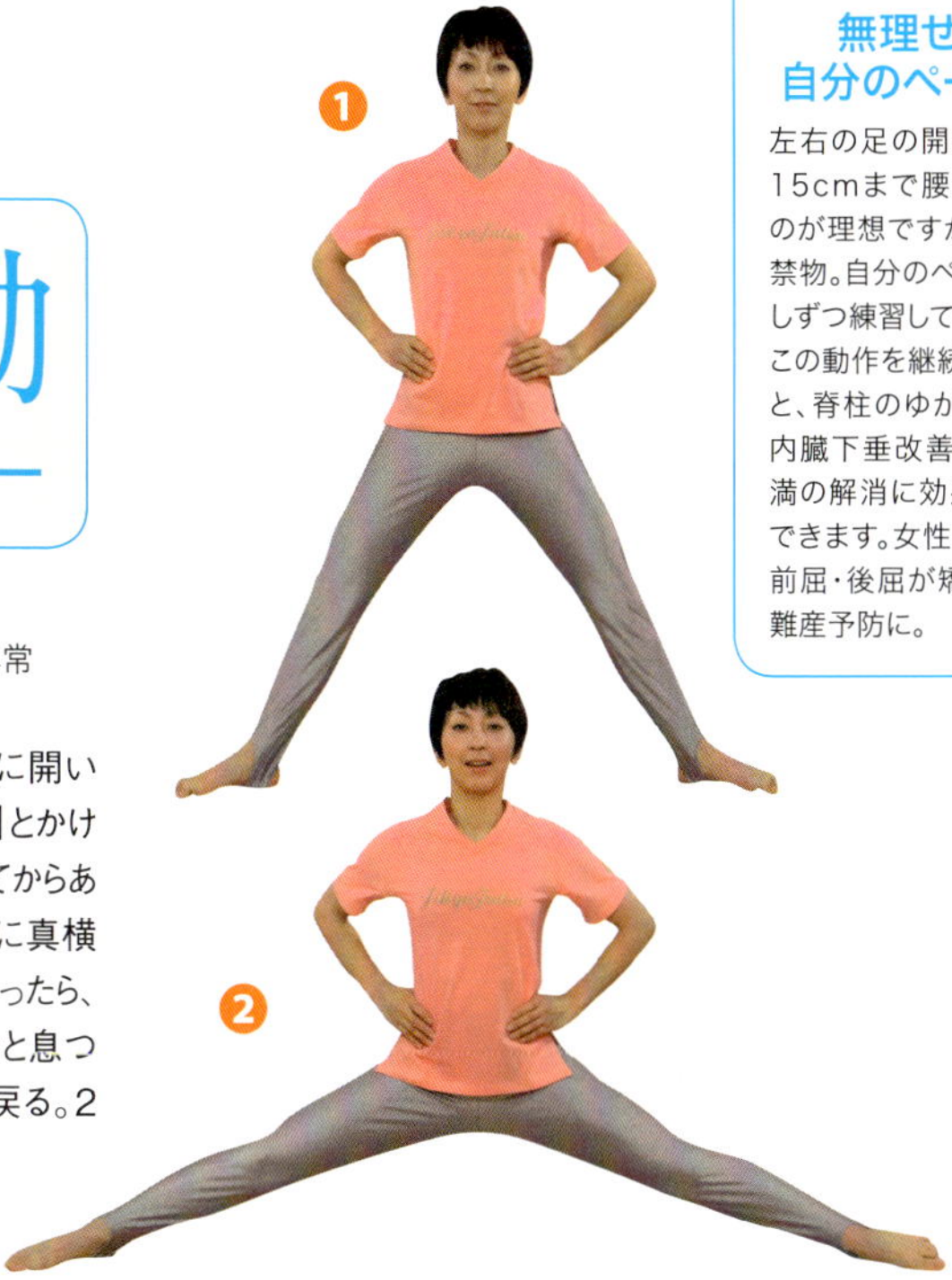

ADVICE

無理せず自分のペースで

左右の足の開きは床上15cmまで腰が下りるのが理想ですが、ムリは禁物。自分のペースで少しずつ練習していくこと。この動作を継続していると、脊柱のゆがみ予防、内臓下垂改善による肥満の解消に効果が期待できます。女性は子宮の前屈・後屈が矯正され、難産予防に。

POINT
姿勢をキープする

ひじを曲げたり、前のめりにならないよう注意しながら、相撲の股割りのように上体を下へ揺さぶり下ろすように腰を落としていく。

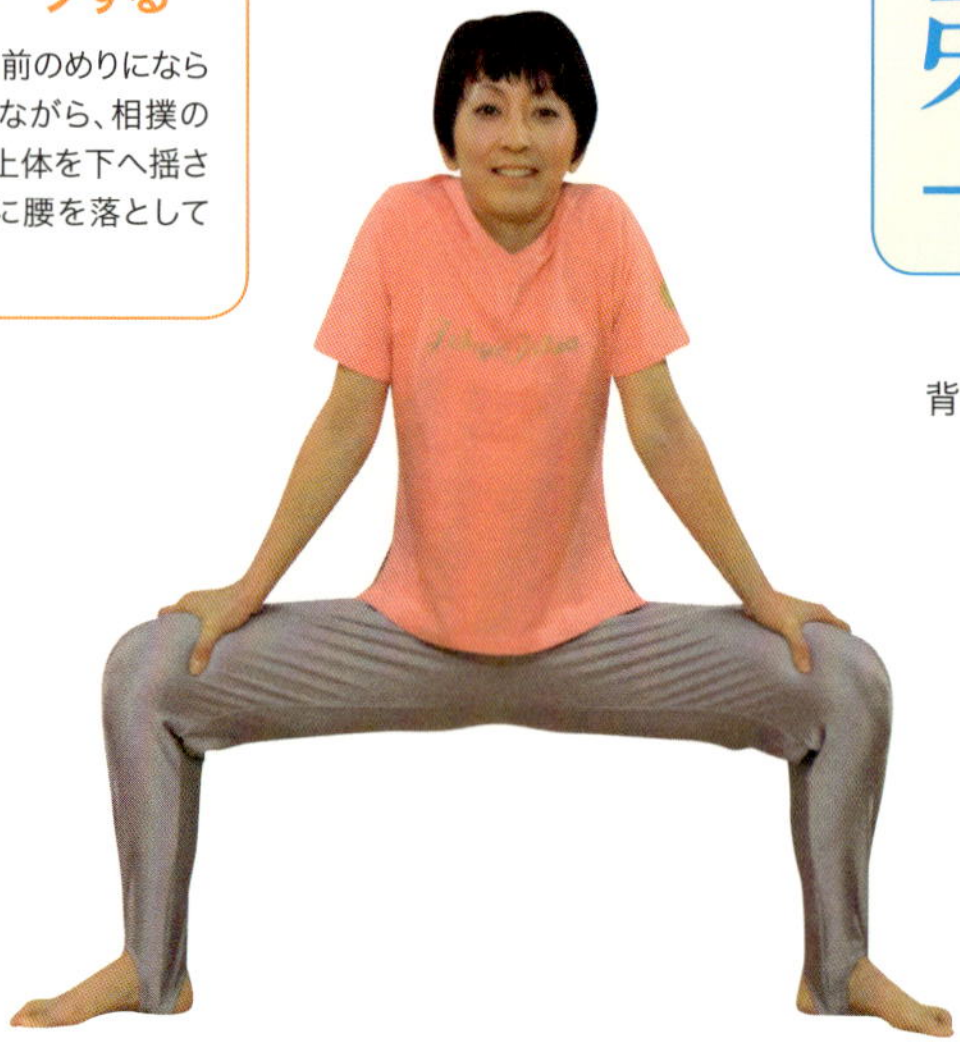

第27動

20回

こんな人に

背骨の弯曲、肩こり、背痛、肥満、骨粗しょう症、下肢の強化

両足を80cm位開脚。両手をひざ頭にあて、腕を伸ばし首を両肩の間に入れる。ひざが直角になるよう腰を落とし、「イチ、ニ、サン……」のかけ声と共にさらに深く落とす。
※お尻がペコペコと上下しないように注意。

第28動

20回

両足のかかとを10cm以内平行にあけて直立。両腕を肩と水平に上げ、状態を後方に反らし左へひねる。「イチ」ではずみをつけ、両腕を右方向に極限まで大きく振りながら体をひねる。右に振りきったら、左へ大きくひねり戻す。

こんな人に

便秘、胃下垂、機敏性、腰の強化

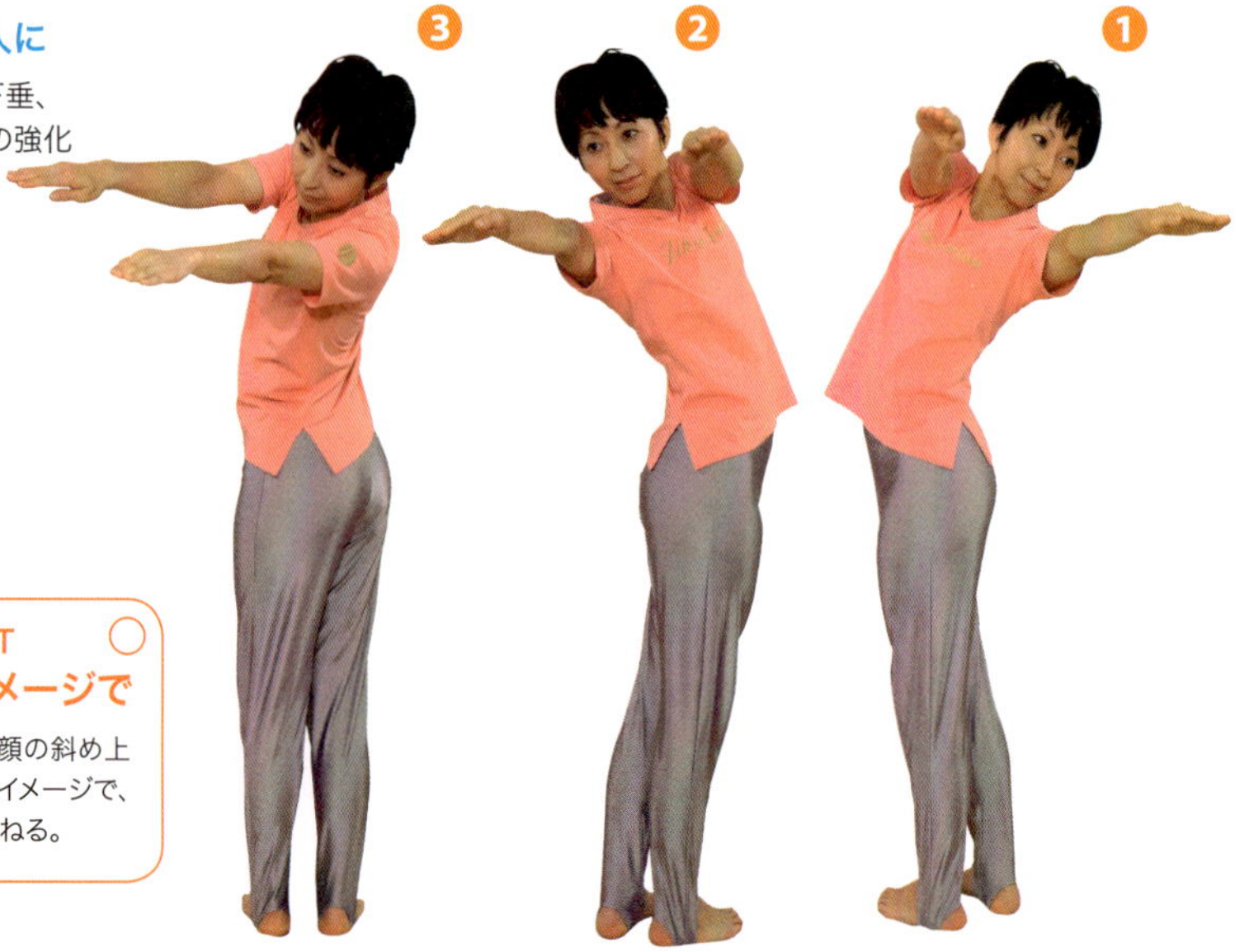

POINT
半円を描くイメージで

両手を振るときは、顔の斜め上で半円を描くようなイメージで、大きく左右に体をひねる。

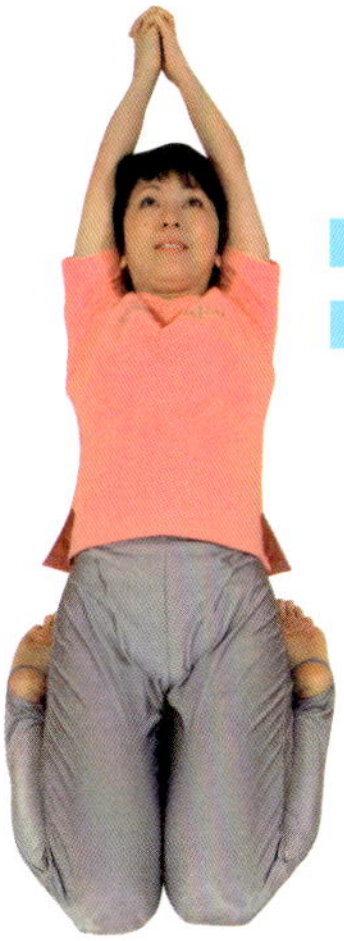

①

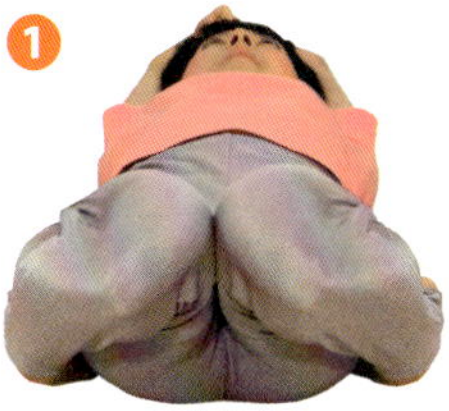

②

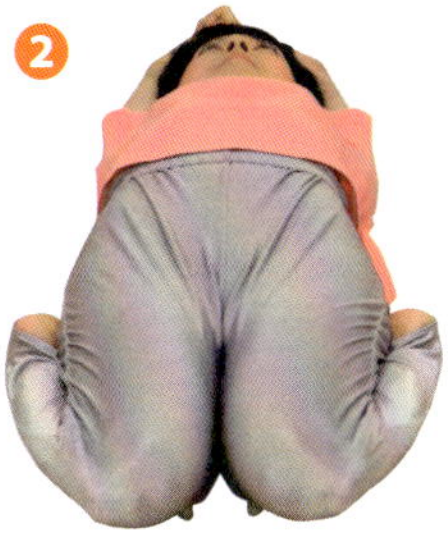

第29動

―― 30〜50回 ――

こんな人に

寝つきが悪い、内臓下垂、
脊柱側弯症、精神安定

①お尻を両脚の間に落として座り、両ひざをつけてそのまま寝る。ひじを伸ばして両手のひらを組む。②両ひざをできるだけ高く上げ、「イチ、ニイ、サン……」のかけ声と共に両ひざを上げた反動で床をバンバンと強く叩く。

ADVICE
できない人は?

股関節の硬い人、腰の悪い人、体の硬い男性には難しい動きです。できない場合は座ったまま床に後ろ手に手をつき、10回程度から始めましょう。

第30動

―― 10回 ――

こんな人に

内臓諸器官の不調、
背中のマッサージに

両足を揃えて投げ出し、できるだけ体を前にかがめる。①足首を立て両手は床につける。②はずみをつけて後ろへでんぐり返し。足首は直角、手は床につけたままにする。③両脚が床についたら、反動を利用してすぐ①に戻る。この時「イチ」のかけ声をかけ、気を全部吐き出す。

①

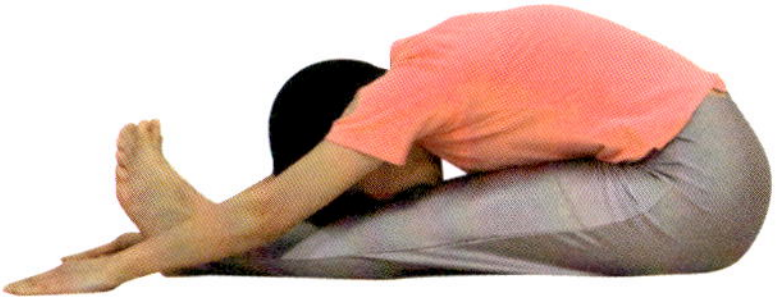

②

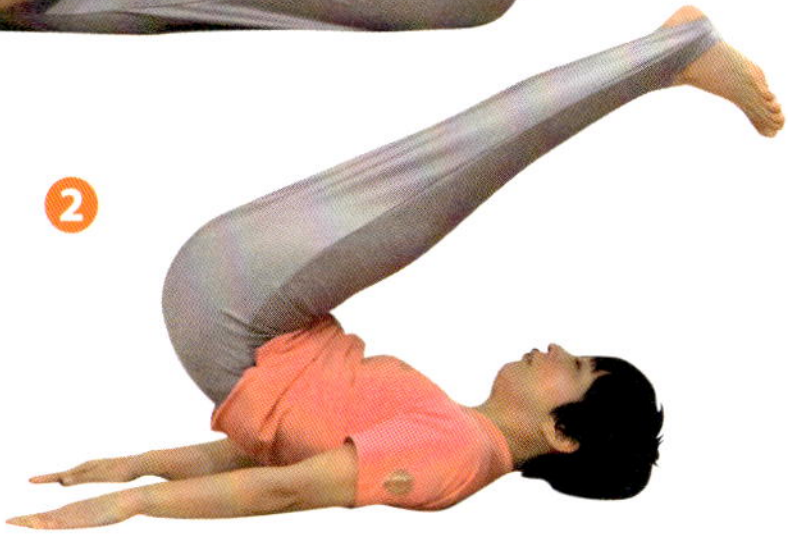

③

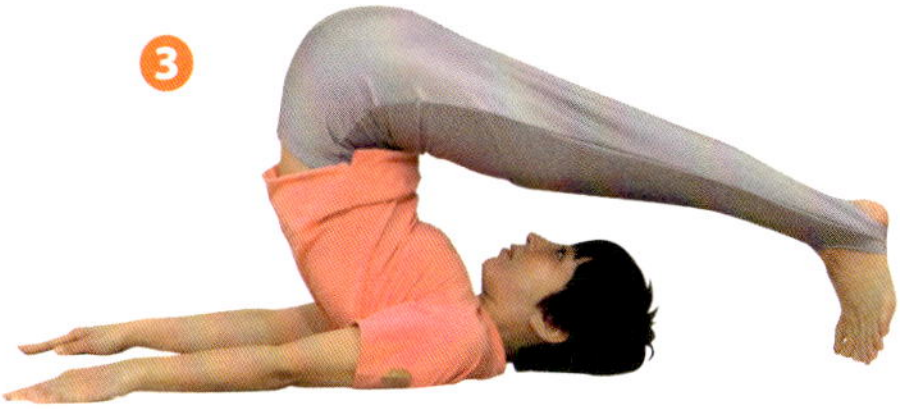

妊娠中、生理中の女性は「代行」(次ページ)を!

\ 妊娠・生理中、
体調の悪い人はこちらで /

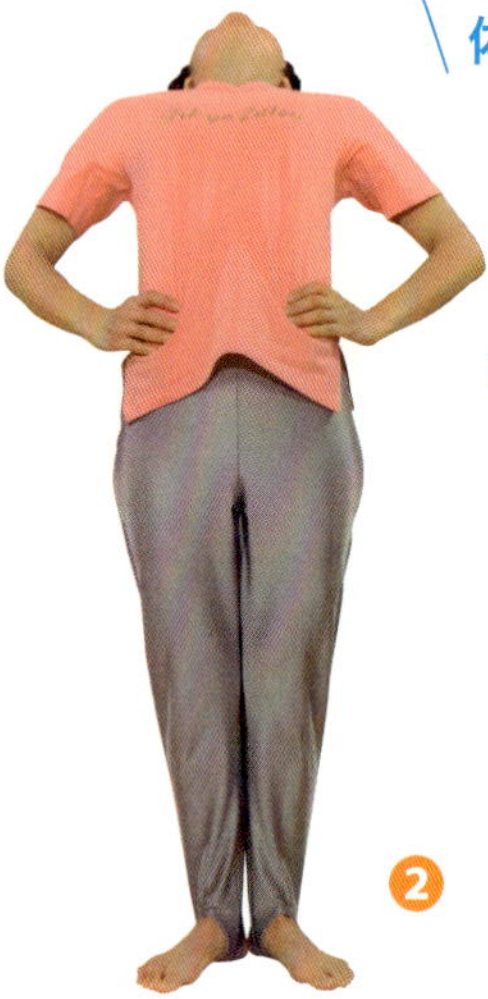

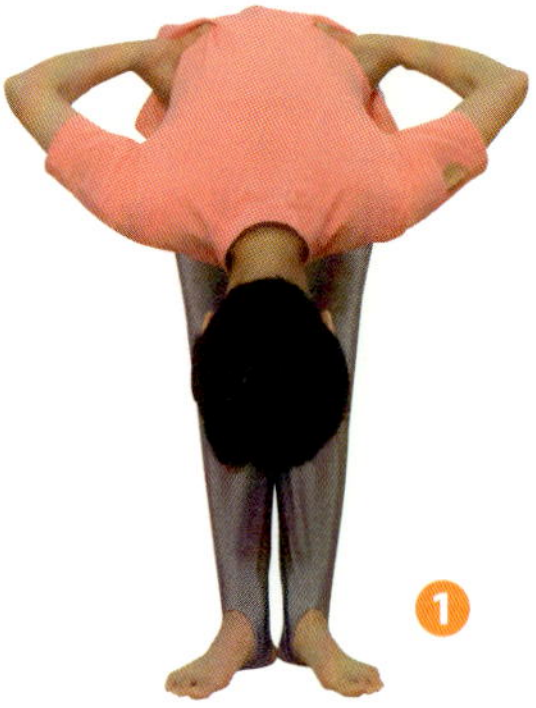

第30動
（代行）
―― 20回 ――

こんな人に

妊娠中や生理中、腰痛、めまい、心臓病

直立して60度に足を開き両手を腰に当てる。①「イチ」のかけ声上体を思いきり前に倒す。ひざの裏はピンと張ったままゆるめない。②「ニイ」のかけ声で後方に反れるだけ反る。

ADVICE
体調や環境に合わせて代行する

妊娠中や生理中の女性、腰痛やめまいのする人、また心臓病や高血圧の人は第30動の代わりにこの動作を。健康な人でも体調の悪い時、また戸外で仰向けになれない時など、体調や環境に合わせて使い分けましょう。

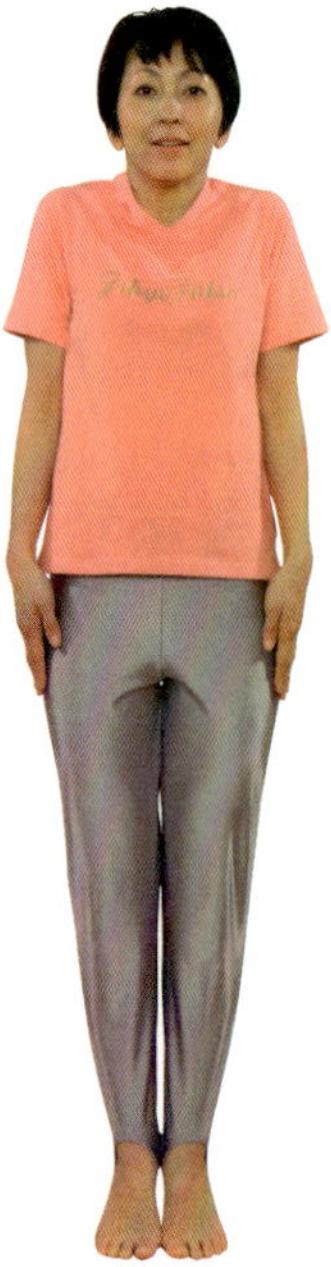

第31動
―― 10回 ――

こんな人に

脊椎骨のズレ、
全身のコンディショニング

両足先を揃えて直立。両腕を体につけたまま、肩をグンと上げ、①つま先を思いきり立てる。②→③次にかかとをパンと床に打ちつける。

POINT
つま先とかかと

思いきりつま先立ちをしたら、「イチ、ニイ、サン……」とかけ声をかけながら、かかとをパン、パンと床につける。かかとが床についたと同時に、つま先を上げる。

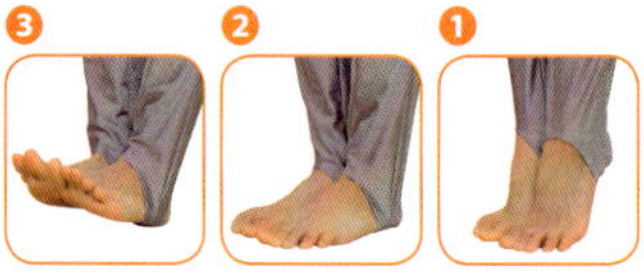

首のストレッチ

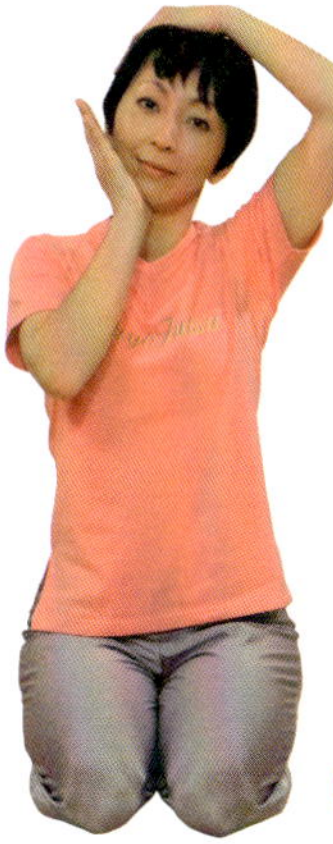
①

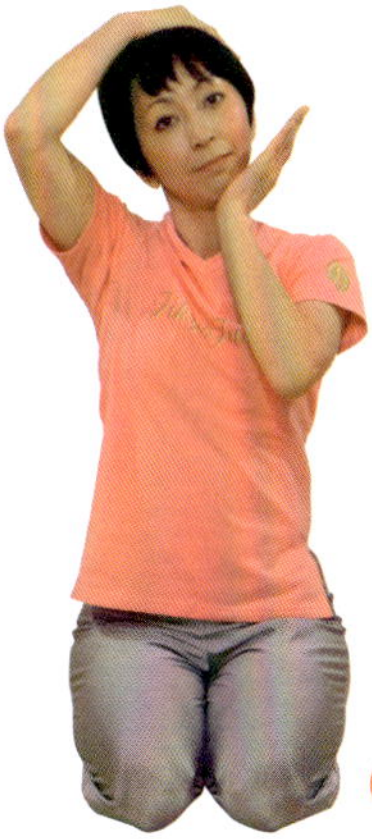
②

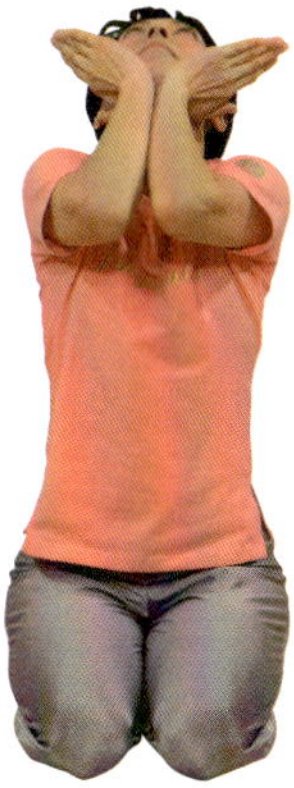
③

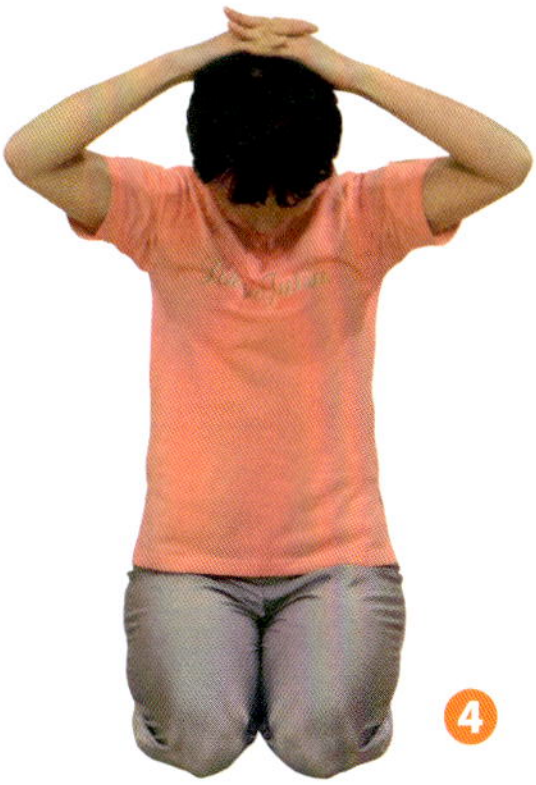
④

クールダウン

第1動〜第12動、第15動のあとに

①端坐して、右手をあごに当て、左手を右耳の上部に置く。「イチ」の号令で、右手であごを押すと同時に左手で頭を左側へ傾ける。

②手を反対にして、「ニイ」の号令で頭を右へ傾ける。

③ひじを少し開き、両手のひらをあごの下にあてる。「サン」の号令で上へ押し上げ、頭を後ろに倒す。

④頭の後ろで両手を組み、「シイ」の号令で後頭部をかかえるように頭を下へ押し下げる。

礼

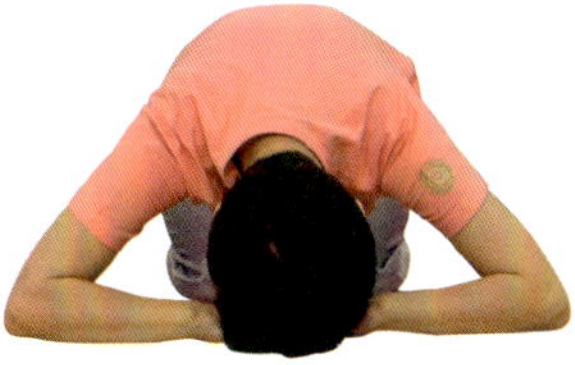

第31動まで終わったら……

第31動まで終えたら、もう一度きちんと座り直して、第1動から第12動、プラス第15動を行いましょう。これにより、上がっていた心拍数が整います。いわばクールダウンの役目を果たしているのですね。

次に整理体操として上記「首のストレッチ」を順番に行いましょう。

首のストレッチが終わったら、自彊術を始める前と同じように端坐して「礼」をします。この際も気を抜かず、背すじを伸ばして最後まで集中して行います。

始めは時間がかかりますが、慣れてくると15分〜20分ほどですべて行えるようになりますし、終わった後はカラダもココロもスッキリします。

実践の前に知っておきたい自彊術Q&A

Q いつ、何回やればいい?

A 食前、食間、朝夕2回おこなうのがベスト

朝は朝食前に、夜は夕食前か就寝前に行うのが理想的です。食前におこなう際は、実施後30分ほど置いてから食事をとりましょう。食後の際は最低30分、できれば1時間ほど置くのがベスト。回数は朝夕2回が理想ですが、まずはどちらか1回からスタートしてもOKです。

Q どんな服装でやったらいい?

A 自由に動けて吸水性の高いものを

31の動作のなかには、手足の関節を大きく動かすものもあります。自由でのびのび動ける服装で行いましょう。汗などを吸収しやすいTシャツやストレッチ機能の高いパンツがオススメ。冬場は寒さを感じても、第1動から順番に実施するうちに自然とカラダがぽかぽか温まってきます。

Q 入浴後、すぐにやってもいい?

A 入浴の前後はできれば実施を避けましょう

自彊術はカラダ全体を心地よくストレッチし、自然と血行を促進させるので、入浴後のカラダが温まっている状態で行うのは避けたいもの。また、実施後は血液の循環が活発になるので、運動直後の入浴もオススメできません。入浴前後はそれぞれ30分以上あけるようにしましょう。

Q 自彊術をやったあと痛みが出たら?

A 回数を少なくするなど工夫して継続を

これまで動かさなかったところを動かすと、痛みが出ることがあります。この場合、痛みは今まで使えていなかった部分がきちんと使われている何よりの証拠。回数を少なくするなど工夫して、継続してみてください。サビついていたカラダも、動きに慣れていくにつれ活き活きとよみがえります。

Q 実施前に準備しておくことは?

A 必ずトイレを済ませておきましょう

自彊術の動きには内臓を活性化し、排泄をうながす作用があります。実施途中でトイレに行きたくなることもあるので、あらかじめ済ませておきましょう。また、自彊術のなかには腸のぜん動運動を促進させ、便秘解消につながる動きもあるので、実施後もトイレに行くことをオススメします。

Q 痛くてできない動作があったら?

A ムリをせずできる範囲からスタート

カラダの柔軟性や関節の可動域には個人差があり、なかには痛くて動かない動作も出てきます。たとえば正座で行う動作の際、正座ができない方ならイスに座る、足を投げ出す、立った状態で行うなど自分にとってラクな体勢で。また最初は少ない回数からはじめてもかまいません。

Q 妊娠中や生理中に実施しても大丈夫?

A お腹を圧迫する第30動は代行で

妊娠５ヵ月めくらいまでは通常どおりでＯＫですが、第30動はお腹を圧迫するので、必ず代行のほうを行いましょう。出産後は３週間ほど様子をみて、ムリのない範囲で再開を。生理中に激しい腰痛や腹痛のある方は、回数を調整する、第30動を代行で行うなど、負担のかからないよう調整してください。

SPECIAL. 1

オフィスでカンタン自彊術

毎日忙しいビジネスパーソンにぴったりの
オフィスでカンタンにできる動きをご紹介します

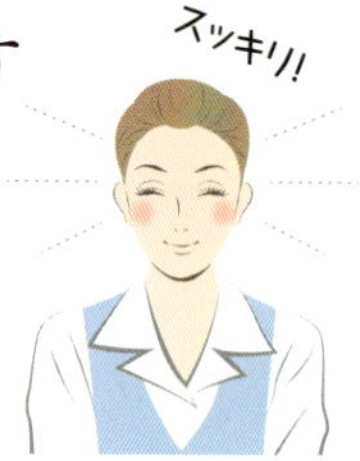

長時間のデスクワークでパソコンの画面を見続けていると、目の疲れや姿勢の悪さから肩や腰に疲労が蓄積されます。また、上司や同僚、相手先との人間関係による心身のストレスも、目や肩、腰の痛みの原因になることがとても多いのです。

仕事や対人関係で交感神経がつねに緊張していると、リラックス状態をつくる副交感神経にうまくスイッチできず、さらにストレスやカラダの不調を抱え込むことになります。そうなると、いくらマッサージをしてもダメ。特効薬は、内側から筋肉を動かし、呼吸を整えるようなアプローチで心因性のストレスを退治することです。

ここでピックアップした動きを空いた時間に実践すれば、心身ともにスッキリ。肩こりや腰痛に悩んでいる方に、特にオススメのエクササイズです。

疲れた……と思ったら、オフタイムに即、実践!

第4動 …P40
やり方:肩を上下に動かす
回数:6〜10回

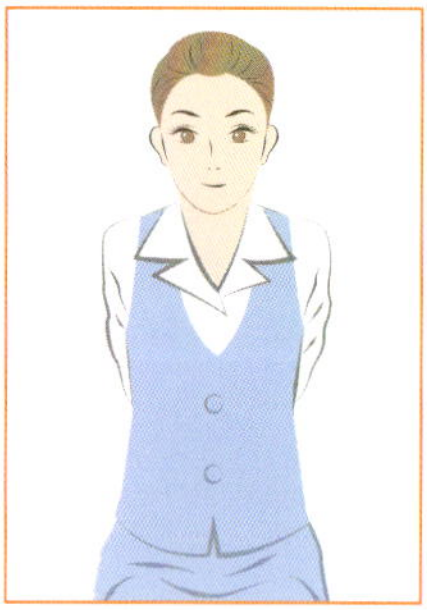

第3動 …P39
やり方:肩胸部を開く
回数:6〜10回

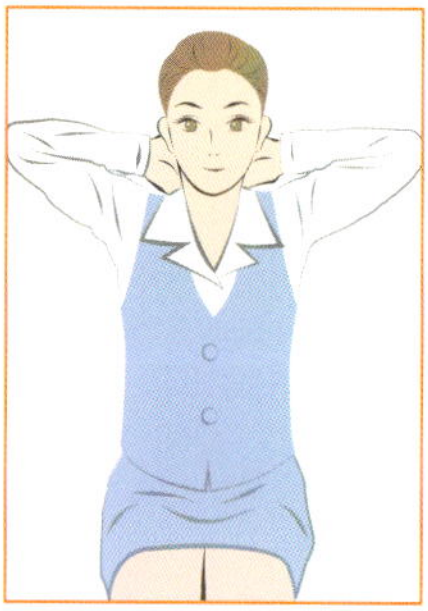

第2動 …P39
やり方:肋骨をかかえる
回数:6〜10回

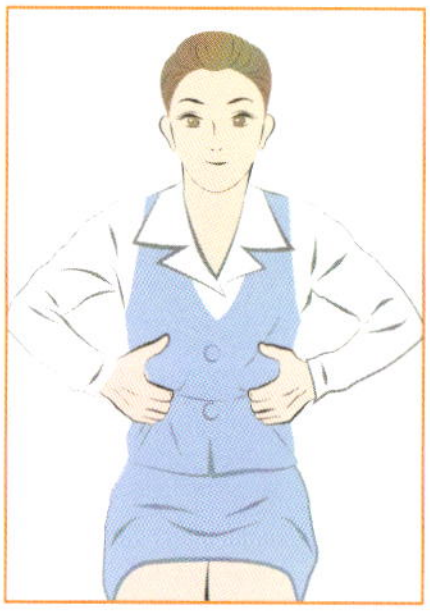

第1動 …P38
やり方:肩を上げ下げする
回数:6〜10回

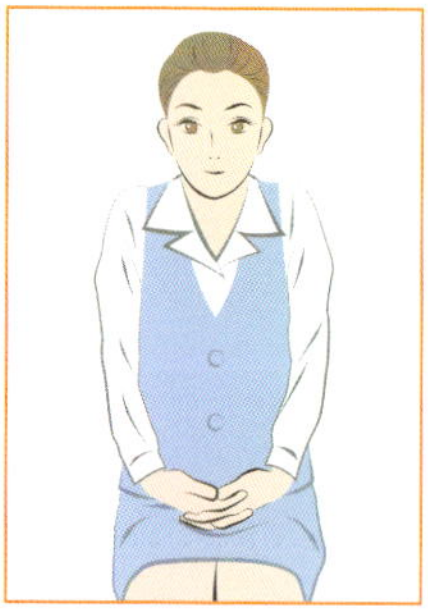

第6動 …P41
やり方:頭を左右に傾ける
回数:6～10回

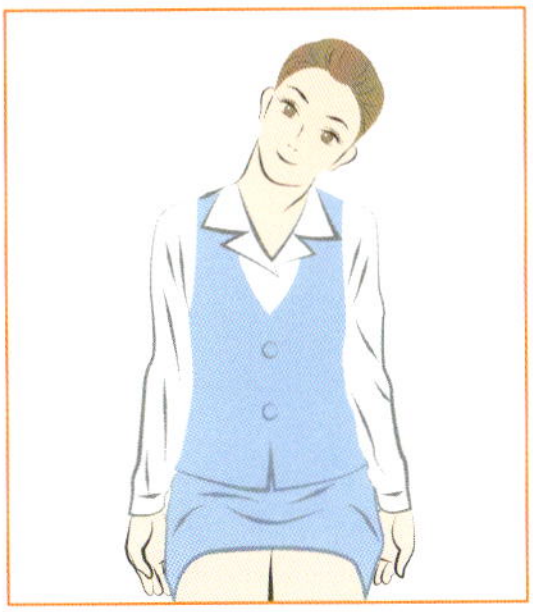

第7動 …P41
やり方:頭を上下に動かす
回数:12回

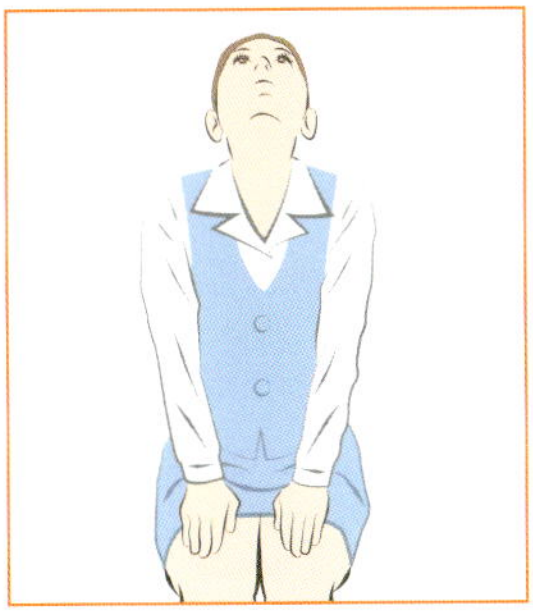

第8動 …P41
やり方:頭を左右に回す
回数:12回

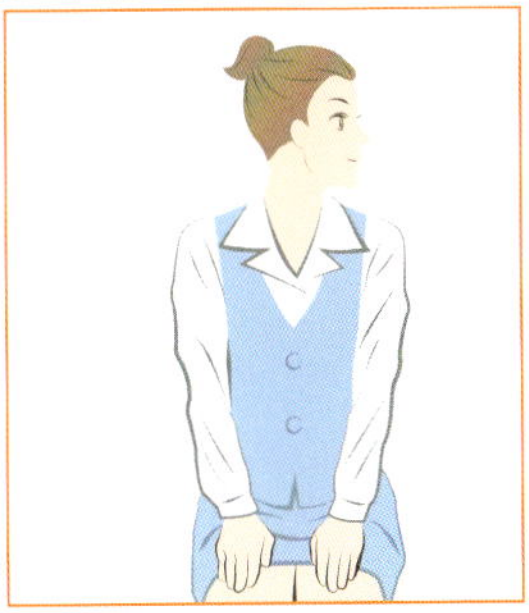

第9動 …P42
やり方:首のまわりを叩く
回数:左右各6回

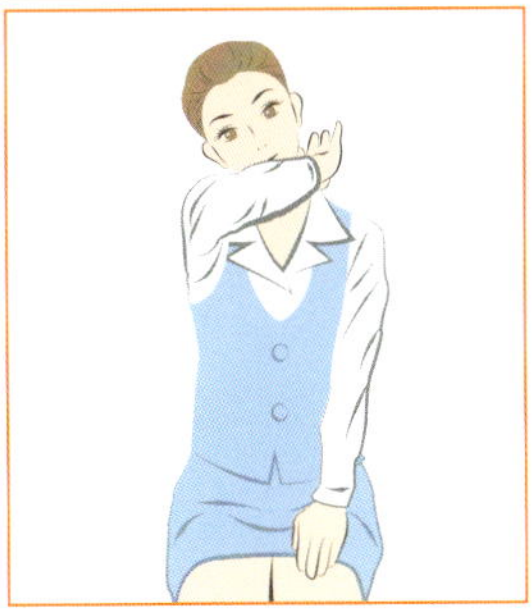

第10動 …P42
やり方:首筋を叩く
回数:左右各6回

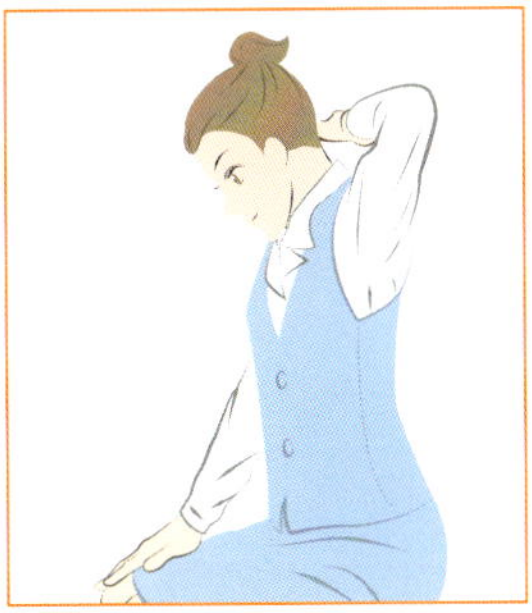

第11動 …P43
やり方:額のツボを叩く
回数:左右各6回

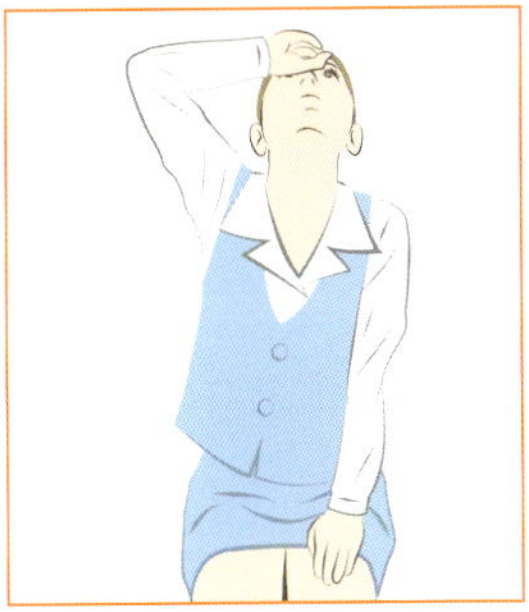

第12動 …P43
やり方:目のまわりを指で押さえる
回数：２回

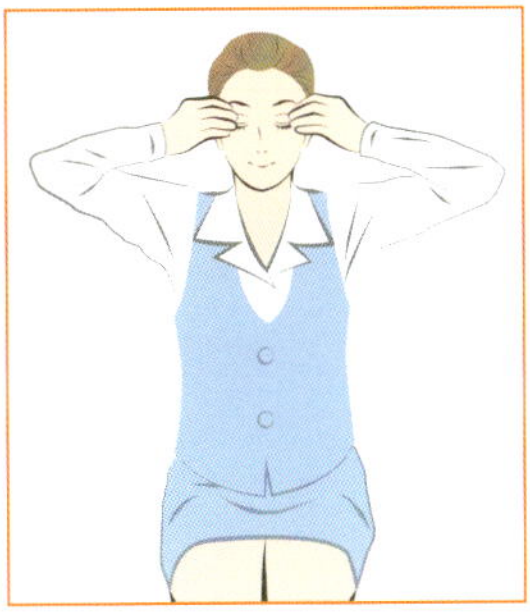

第16動 …P45
やり方:両腕を振る
回数:20回

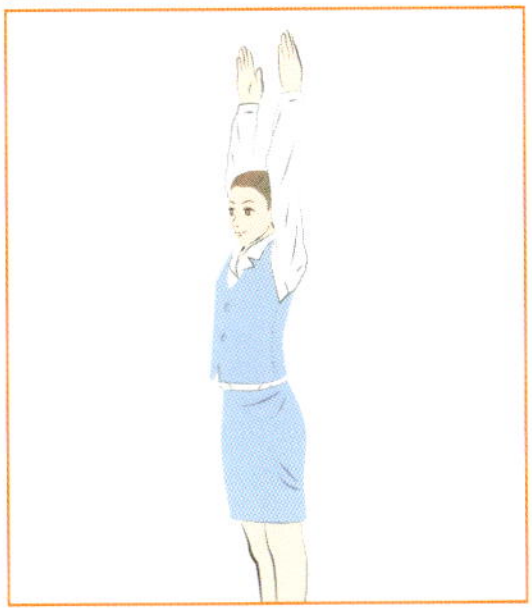

第21動 …P48
やり方:両足のつま先をつかみ屈伸する　回数:10回

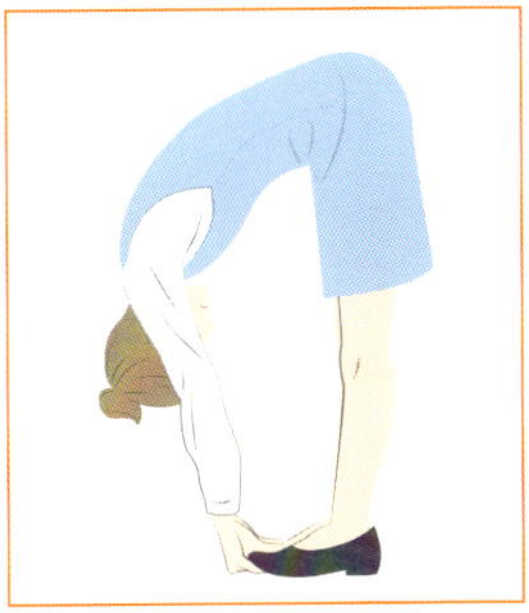

※1～12動までは座ったままできる動作。16動、21動をプラスすればさらに効果的です。

SPECIAL. 2

ゴルフ上達にオススメ自彊術

男性はもちろん女性にも人気のゴルフ。成績アップやケガ予防にも効果的な動きをピックアップしました

紳士のスポーツとされてきたゴルフですが、最近では若きプロゴルファーの活躍でちびっこゴルファーが急増。また、オシャレなゴルフウエアでコースをまわる女性もどんどん増えているようです。

じつは、自彊術はゴルフの上達やケガの予防にも高い効果を期待できます。もちろんゴルフに限らず、ここで紹介する自彊術のプログラムは、あらゆるスポーツのウォーミングアップとしても有効です。

ゴルフ上達の早道は、自分の中枢、つまり全身の神経をつかさどる指令センターに呼びかけることと、よい姿勢をつくること。自彊術でカラダのゆがみが治り、背すじが伸びてくると、球は自然とまっすぐ飛ぶようになります。

整わないカラダのままスポーツを行うのはケガのもと。スポーツを存分に楽しむためにも、自彊術でカラダの下地づくりをしておきましょう。

POINT

スポーツにおいて一番大切なのは「呼吸法」です。とくにゴルフはメンタルなスポーツ。第１動、第２動を行うことで脳が活性化し、落ち着きや平常心を取り戻すことができます。これに第３動以降の動きをプラスすることで、呼吸と腕、そして腰のウォーミングアップは完了です。

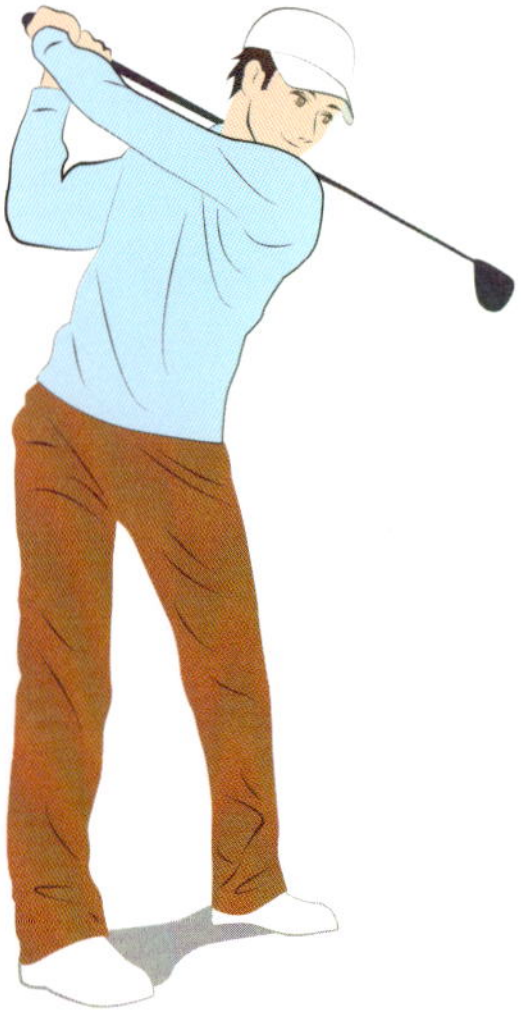

スコアを
伸ばしたい……
と思ったら
ゴルフの前に即、
実践!

第1動 …P38
やり方：肩を上げ下げする
回数：20回

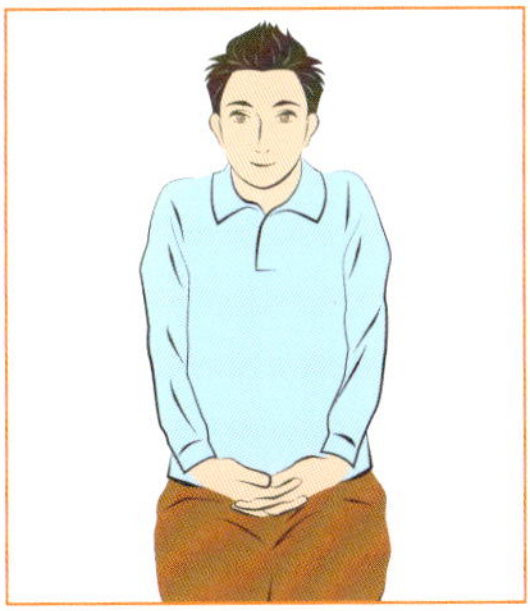

第2動 …P39
やり方：肋骨をかかえる
回数：20回

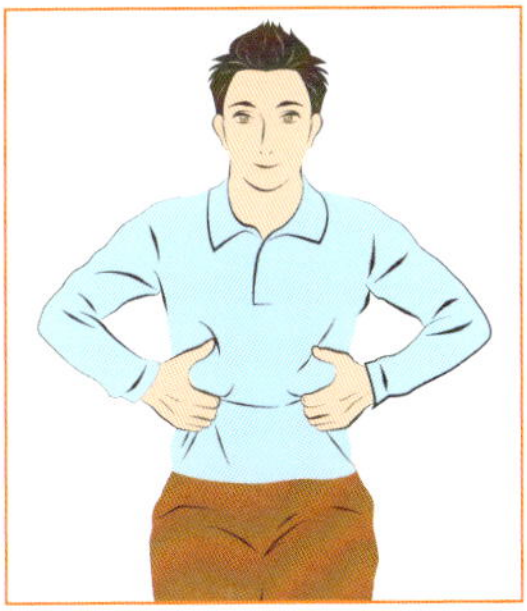

第3動 …P39
やり方：胸部を開く
回数：20回

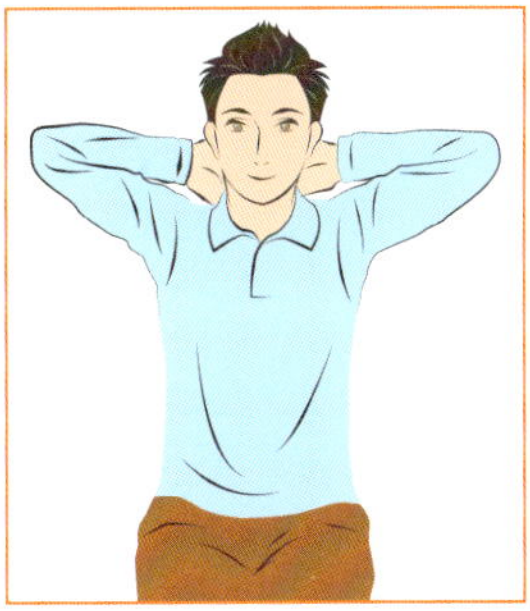

第4動 …P40
やり方：肩を上下に動かす
回数：20回

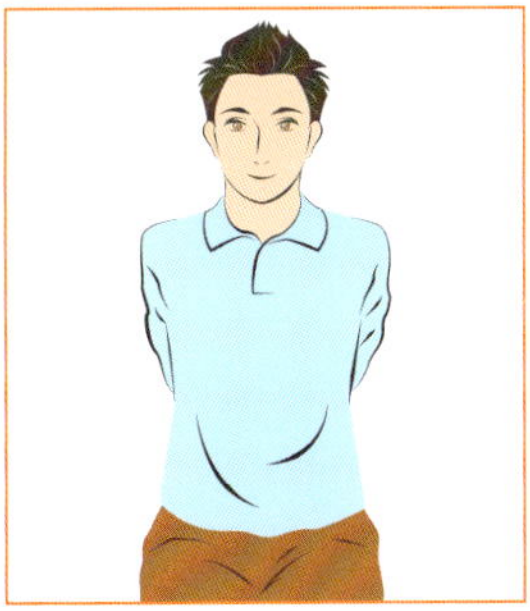

第16動 …P45
やり方：両腕を振る
回数：20回

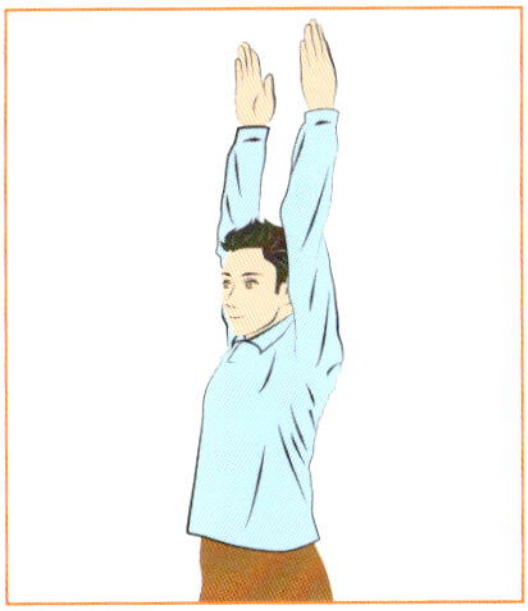

第19動 …P47
やり方:腰をひねり背中を叩く
回数：20回

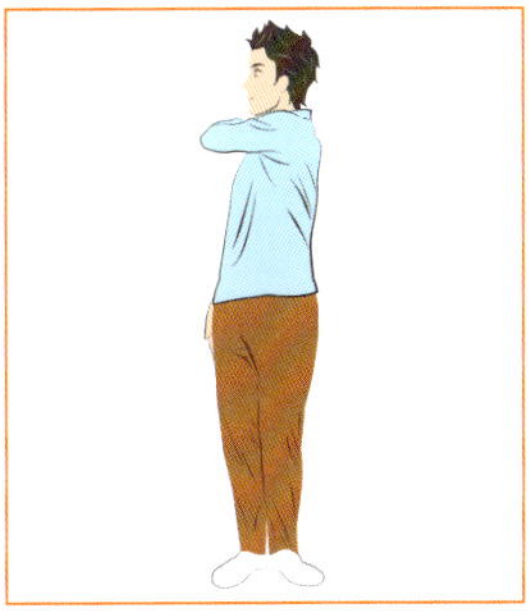

第20動 …P47
やり方：背中の上下を叩く
回数：10回

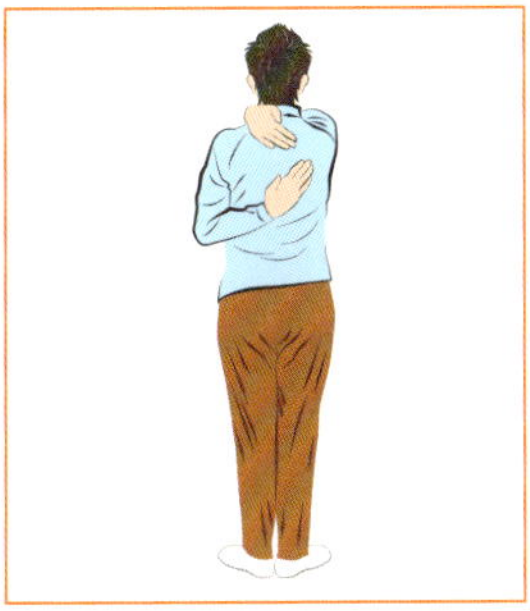

第28動 …P52
やり方：両腕を振りながら体をひねる　回数：20回

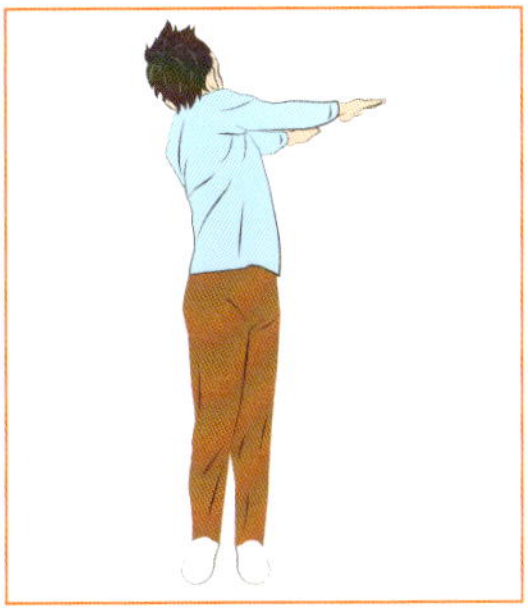

COLUMN #2

自彊術の動きと効果をおさらい！

自彊術の動きと効果をまとめてみました。

●**第１動〜第12動…**上半身を調整し、胃や腸などの内臓諸器官を強化するとともに、肩こり、背中痛を予防。このシリーズでヒトがもつ自然治癒力の中枢に働きかける。

●**第13動〜第15動…**　私たちのカラダの“要(かなめ)”となる腰に働きかける３つの動作で、腹筋、背筋、腰筋を強化。足腰が強くなるので体力アップにもつながる。

●**第16動〜第20動…**　肩関節をほぐしたり、腰をひねったりすることで、カラダの屋台骨となる脊柱を矯正。肩こりや腰痛改善のほか、全身の瞬発力アップにも効果的。

●**第21動〜第23動…**　カラダを前後・左右に曲げることで上半身をストレッチ。脳の血液循環をうながすので、デスクワークによる疲労からの回復や、リフレッシュ効果も。

●**第24動〜第31動…**　第24〜27動までは、エイジングが進みがちな下半身を強化、第28〜31動までは、血液の流れをスムーズにすることで内臓の働きを促進する。

このように、自彊術は一つひとつの動きを順番に行っていくことで、カラダ全体をケアし、健康にしていくプログラムになっています。苦手な動きや面倒な動きを省くのは基本的にはＮＧ。すべての動きを意識しなくても自然にできるよう、自分のカラダにプログラミングしてしまいましょう。

Part.3

自彊術の歴史

CONTENTS

自彊術の歴史 ❶

自彊術の源流

ルーツは中国古来の健康法にあり

自彊術のルーツは中国に古くから伝わる「導引術」に求めることができます。

古来より中国では、森羅万象すべてのものは〝気〟というエネルギーの循環で成り立っていると考えられてきました。〝気〟が体内に入ると「元気」になり、〝気〟が体内から消え、邪気が充満すると「病気」になるとされています。

導引術は、〝気〟の流れを正しい方向に導くための方法。鍼、灸、マッサージ、漢方といった東洋医学の根幹をなすものなのです。

自彊術は、この導引術のなかの「按蹻《あんきょ》導引」の技法を用いています。

むずかしそうな言葉ですが、それぞれの字がもつ意味を知れば、その技法をイメージしやすいのでは？

「按」とは按摩のこと。つまり手でもんだり、押したり、さすったりすることです。また、「蹻」は手足の関節をすばやく、大きく、高く動かすことです。

「導引」は、カラダを柔軟にのびのびさせれば、〝気〟がじゅうぶんカラダのなかに入ってくる。そうなれば、ココロはいつもなごやかでいられる。そんなふうに解釈してください。この「導引」は現在、中国で「気功」と総称されています。

江戸時代のベストセラーは健康本

中国では、2千年以上前に健康体操として「導引」がすでに登場していますが、日本ではどうでしょうか？　不思議なことに、日本では自分でおこなう健身術のようなものは長らく重要視されず、残された書物も、ごくわずかです。

江戸時代の1713年、儒学者の貝原益軒によって書かれた『養生訓』がそのなかのひとつ。健康・養生書として当時のベストセラーになりました。

「この世にはさまざまな知りたいこと、学びたいことがたくさんある。人として生を受けたなら、教養ある充実した人生を送るために、土台となる健康体をつくるのは当たり前のことであり、そのために日々の養生（生活に気をつけ、健康の増進をはかること）を積むことが大切である」

この提唱は、日々ストレスにさらされ、機械万能のライフスタイルで運動不足におちいる現代の私たちにもじゅうぶん通用しますね。

『養生訓』では食べものに対する注意のほか、導引でカラダを動かすことの大切さについてもページが割かれています。貝原は享年85歳。いまでいえば100歳を軽く超えている年齢だけに、説得力じゅうぶんです。

この『養生訓』からおよそ200年をへて、日本でも導引術をベースに待望の健康体操が生まれることとなります。そう、自彊術です。

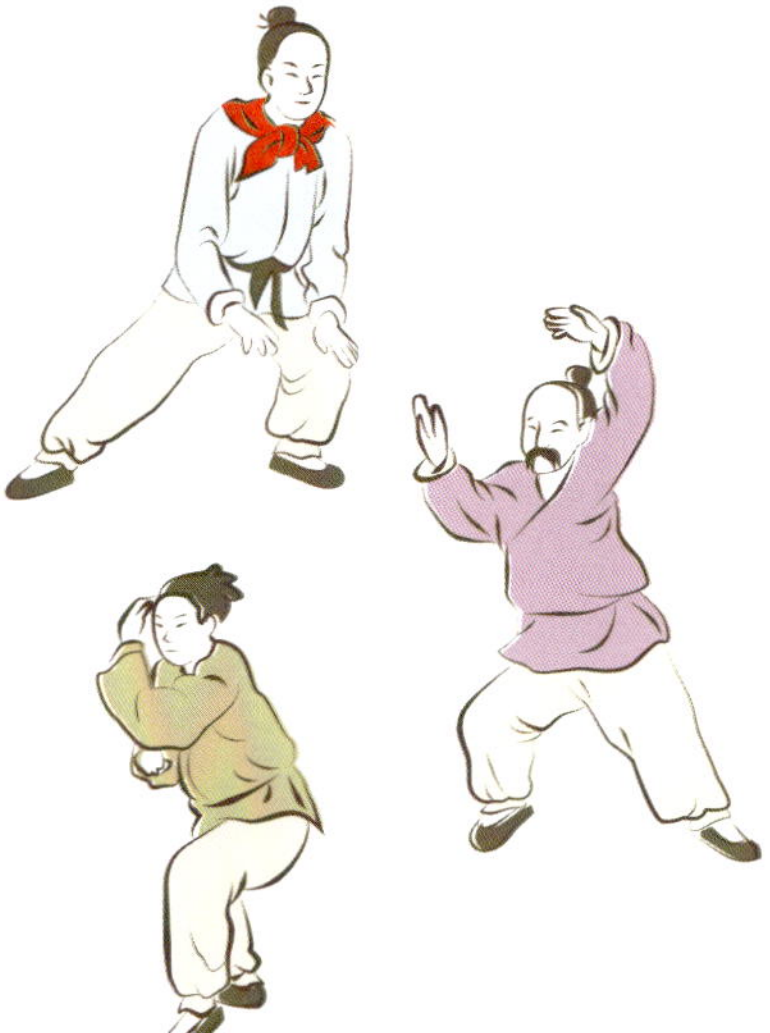

自彊術の歴史 ❷

生みの親は天才治療士

治療へのあくなき追求は少年時代から

自彊術の動作には按摩、指圧、整体術、カイロプラクティック、呼吸法といったさまざまな療法が盛り込まれています。

この多種多様な要素を、だれでも手軽にできる体操としてまとめあげたのが、明治から大正時代にかけて〝天才的な治療士〟としてその名を馳せた中井房五郎です。

中井氏の異才、天才ぶりについては、かずかずの逸話が残されています。

幼少時代からワンパクで知られた彼は、13歳のころ険しい山のなかに迷いこんでしまいますが、なんと4年間もたったひとり、洞窟のなかで生活したそうです。

その間、サバイバル術や武術、また病気やケガなどの対処法を独学で習得。山から下りると、武道場をひらくかたわら、病人の治療もはじめました。その後、中国大陸にわたり、満州で治療にあたりながら中国古来の導引術をマスター。独自の治療術を確立しました。

帰国すると、明治時代の末に東京・両国の地で治療所を開業します。

治療所の看板には「新式摩擦術療養」という聞き慣れない言葉が。半信半疑で訪れた人びとにとり、中井氏の治療はじつに驚くべきものでした。

神がかり的な治療で大評判に

どんな器具ももちいず、また患者にさわることもなく、ひと目みただけで患部や病状を言い当ててしまう。そして、腹部をもむことで内臓の位置を調整し、関節をととのえ、筋肉を伸ばし、血流をうながすことで、あらゆる病を立ちどころに治してしまう――。

すぐに無罪放免になりましたが、その神がかり的な治療をあやしまれ、ときに警察から呼び出されることもあったほどです。

彼の治療術は評判が評判をよび、助けをもとめる患者が次つぎと押し寄せました。中井氏は助手もつかわず、ひとりで治療していたため、治療所の前は連日長蛇の列。遠方から来ても、治療を受けられないまま引き返す患者がどんどん増えていきます。

「本当なら全員を治療してあげたい」「治療を受けて健康になりたい」

自彊術は、そんな診る側と診られる側、両者の切なる願いが結実した形で、ほどなく産声をあげることとなったのです。

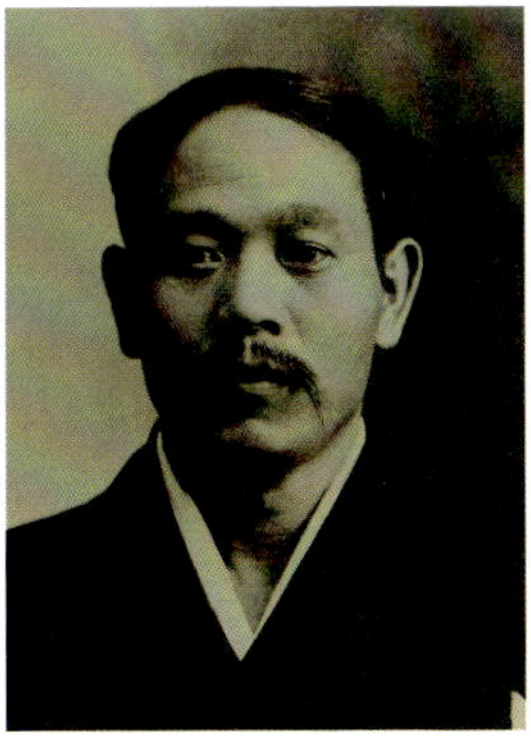

中井房五郎
(なかい・ふさごろう)

明治10年(1877)、香川県の貧農の家に生まれる。10代のころ深い山中で仙人のように暮らすなど特異な経験をとおして病気やケガの対処法を会得。治療所を開業すると"天才治療士"として話題を呼ぶ。導引術をもとに日本初の健康体操、自彊術を創案。解説書を出版するなど体系化した

自彊術の歴史 ③

ついに誕生！自彊術

数百の治療法を凝縮した究極の健康体操

押し寄せる患者のなかに、十文字大元というひとりの実業家がいました。

十文字氏は元来、健康体でしたが、趣味の狩猟をつづけたことがきっかけで、脊髄病をわずらってしまいます。その症状は重く、当時の医学では治る見込みのない状態でした。

医者から見放され、あらゆる民間療法をこころみましたが、どれも効果はみられず。そんなとき、人づてに中井氏の存在を知ることとなります。

大正3年（1914）、運よく中井氏の治療を受けられた十文字氏は、長年苦しめられてきた脊髄病をみごとに克服。その技術に感銘し、より多くの人が病を克服できるよう、「門弟を養成するか、先生の治療法に代わるものをつくられてはどうか」と、中井氏に提案します。

提案を受けた中井氏は、「それなら、自分が長年実践してきた健康法があるから、それを教えよう」と、31の動作から組み立てられた健康体操を十文字氏に伝授しました。

こうして、天才的治療士の数百種におよぶ治療法が凝縮され、なおかつ器具や他人の手を借りず誰でも手軽にできる、日本初の健康体操が誕生したのです。

自彊術でインフルエンザも撃退

十文字氏は、中井氏が創作した健康体操を「自彊術」と命名。大正5年（1916）ころから、さっそく子どもたちや書生を集め、この健康体操を実践させます。さらには、自身が営む工場の職人たちにも自彊術をすすめました。

そのさなか、1918年から1919年にかけ、〝スペインかぜ〟が世界各地を襲います。感染者6億人、死者4千万人ともいわれるインフルエンザ・パンデミックは海をわたり、日本でも猛威をふるいました。

このスペインかぜは国内で約40万もの尊い命をうばったといいます。ところが、十文字氏の工場からはひとりの感染者も出なかったのです。

「このすばらしい体操を、ぜひ全国に広めたい」

みずからの体験や、工場の人々がインフルエンザに負けず健康を維持できたことに確信を得た十文字氏は、自彊術普及の決意をいっそう固くしました。

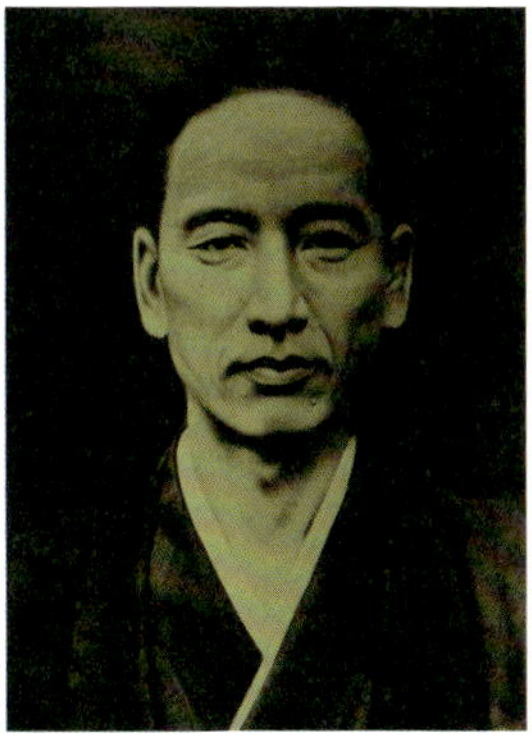

十文字大元
（じゅうもんじ・だいげん）

明治元年（1868）、宮城県の名家に生まれ、23歳で単身渡米。帰国後、日本初のガスメーター、水道メーターを製造販売するなど実業家として成功を収める。後半生は十文字学園（現・十文字学園女子大学）の前身、文華高等女学校の設立をはじめ自彊術の普及に努め、1924年逝去

自彊術の歴史 ❹

一大ブームがまき起こった大正時代

女学校の授業にも自彊術が

「自彊術でたくさんの人を健康に、幸せに」との使命感から、十文字氏は精力的に行動をスタートさせます。

東京帝国大学（現在の東京大学）や早稲田大学、中央大学など、各大学に「自彊会」が結成される足がかりをつくる、文部省での試演をはじめ全国で講演会を行う、当時の少年団では東京で最大規模の自彊術ボーイスカウトを組織する、などなど。

大正8年（1919）には私費を投じて、東京・巣鴨に200畳敷の自彊術道場を建て、一般

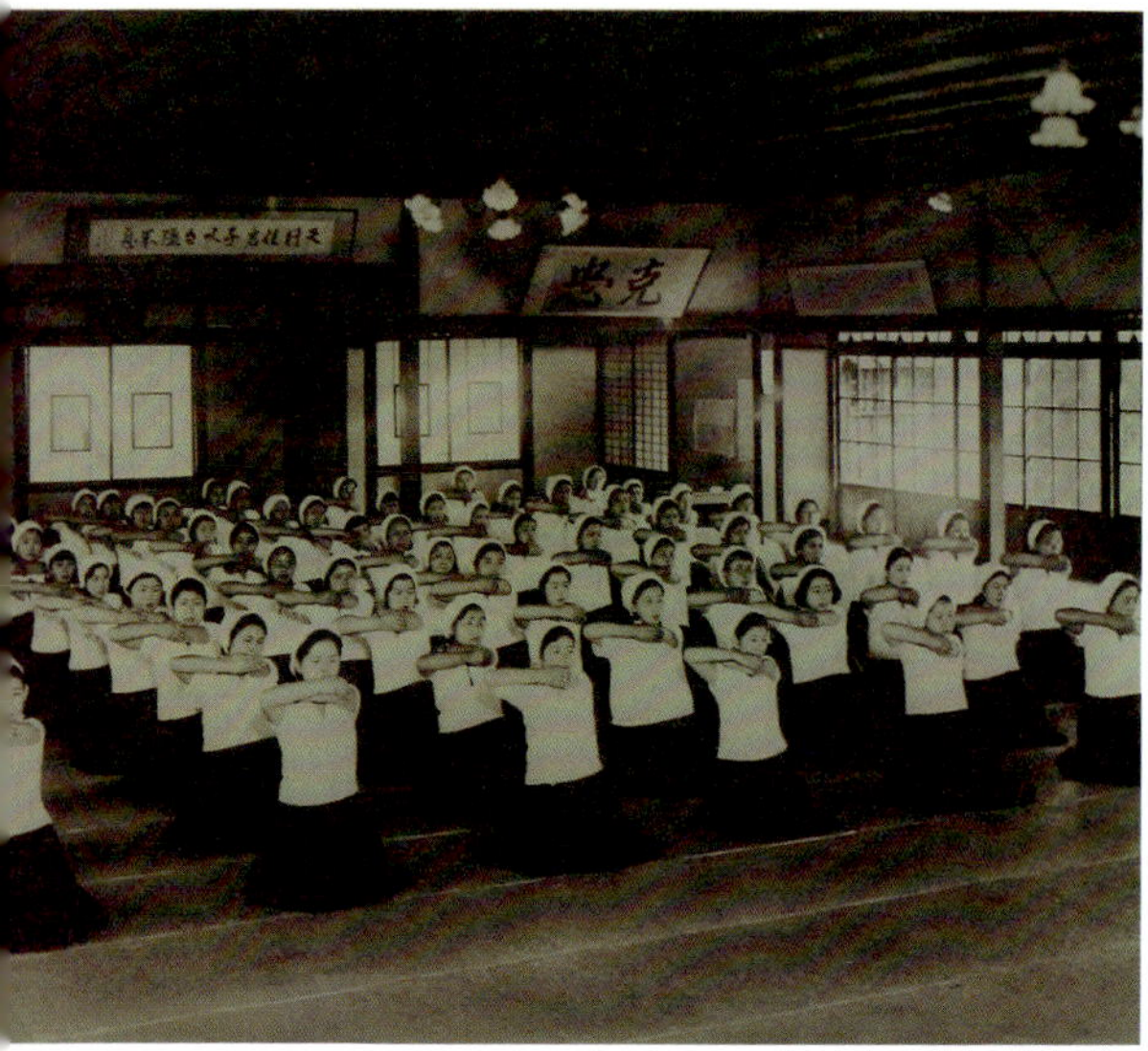

に無料開放しました。道場で自彊術を実践した人は、4年間で数万人にも達したそうです。

道場設立の3年後には「女子教育にも自彊術を取り入れたい」との思いから、十文字学園（現在の十文字学園女子大学）の前身となる文華高等女学校を設立、授業に自彊術を採用しました。

十文字氏らの地道な努力はほどなく実を結びます。大正時代、自彊術が全国で一大ブームをまき起こしたのです。

国民的体操として400万人が実践

当時は、いまのように女性が社会進出し、自由なライフスタイルを楽しむ風潮はありませんでした。もちろん、女性が肌を出して人前でカラダを動かすことも、良しとはされません。

しかし、自由主義、民主主義をうたう〝大正デモクラシー〟の波にのり、自彊術は女性の自立と解放をうながす健康的な体操として注目をあびることに。最先端のモダンな体操として女性のあいだでも人気を集め、大流行となりました。

昭和のはじめごろ、全国各地での自彊術実践者は400万人に。人口が倍増した現代に置きかえると、じつに800万人が自彊術を行っていたことになります。

近年のエアロビクス・ジャズダンスの参加人口は、国内でおよそ500万人（財団法人日本生産性本部「レジャー白書2009」より）ですから、自彊術がいかに全国各地に浸透していたかがわかりますね。

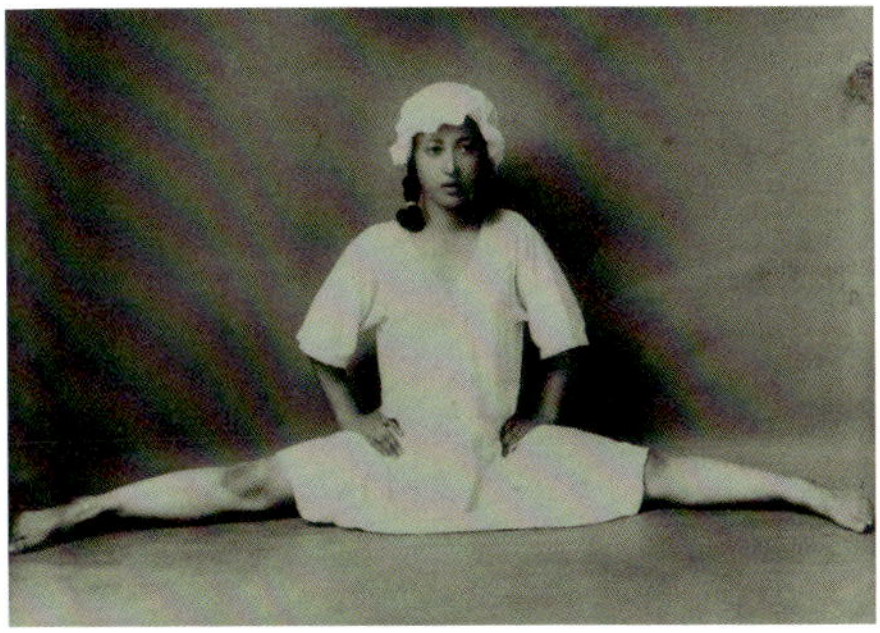

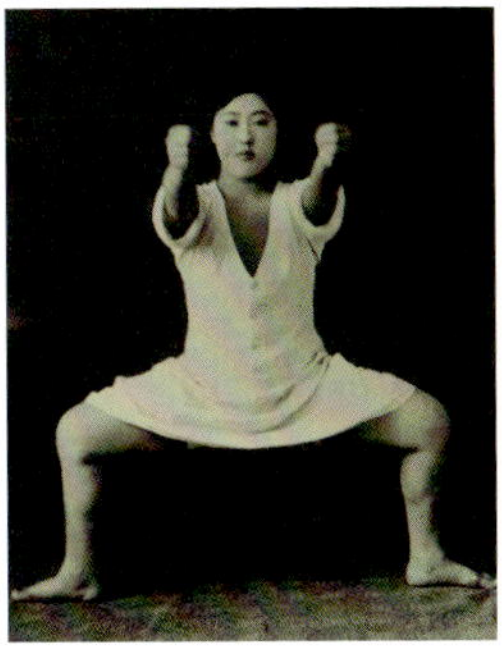

自彊術の歴史 5

現代によみがえった自彊術

ふたたび光があたった〝まぼろしの体操〟

自彊術ブームは昭和初期までつづき、〝日本初の国民体操〟として全国各地に支部が置かれるほどになりました。ところが、十文字氏、中井氏が亡くなってからは組織的におこなわれなくなり、自彊術はしだいに表舞台から消えていきます。

両氏亡きあと後継者に恵まれなかったことや、戦災により自彊術の道場が焼失したこと、また昭和3年（1928）に考案されたラジオ体操が普及したことや、戦後急速に進歩した欧米医学に押され、私たちが本来もつ自然治癒力に目が向けられなくなったことなども、その理由でした。

「まぼろしの体操」として埋もれかけた自彊術にふたたび光があたったのは、昭和40年代。光をあてたのは医学博士の近藤芳朗、その人です。東京・西ヶ原で診療所をひらいていた近藤博士は、「西ヶ原の赤ひげ先生」として知られていました。

クスリを処方する代わりに、ひとりひとりの患者と徹底的に向きあい、健康についての意識を高めること、ライフスタイルを改善すること、薬に頼るのではなく食べものや休養について考慮することなどを、とくとくと説きつづけるのです。

妻の〝変身〟で医学博士が一念発起

ところが、「医者の不養生」の言葉そのまま、近藤博士は糖尿病をわずらいダウンしてしまいます。日ごろから糖尿病の患者に「治療法は食事と適度な運動」といっていただけに、「なにか毎日コンスタントにできる運動はないか」と模索。身体の弱い自分の妻が、自彊術で健康そのものに〝変身〟したことから、自彊術をはじめてみることにしました。

自彊術の効果は、期待をはるかに超えるものでした。クスリを飲むことなくしだいに血糖値が下がり、半年を過ぎるころには正常値にもどったのです。

この体験から、彼は診療所にくる患者にも自彊術をすすめ、とくに生活習慣病といわれる高血圧、心臓病、糖尿病、腰痛、肩こり、膠原病、リウマチ、ぜんそくなどに苦しむ患者に自彊術の実践をアドバイスしました。

治療に採り入れるとともに、自彊術を医学的見地から探求。〝自分の身体は自分で守る〟自彊術に深く傾倒した近藤博士は、国内はもちろん、海外にもその存在を知らしめるなど、医学的解析をもとに自彊術を現代に復活させたのです。

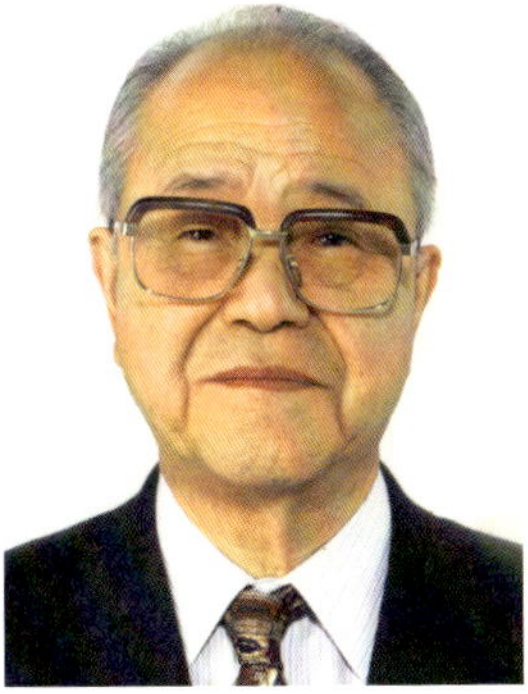

近藤芳朗
（こんどう・よしろう）

1916年、新潟県に生まれる。東大医学部卒業後、がん研外科勤務や海軍短現医官、無医村での診療医、東大医学部・教育学部講師などを経て、内科医を開業。自彊術の効用に感銘を受け、1999年の逝去まで医学的解明と普及活動に力をそそいだ。㈳自彊術普及会・第2代会長。医学博士。

自彊術の歴史 ❻

「いまがいちばん元気」自彊術の体現者

〝不調のデパート〟からの脱出

「夫の活躍の陰に妻の支えあり」の言葉は、自彊術にも当てはまりそうです。

近藤博士が自彊術と出会うきっかけをつくり、博士とともにその普及に努めたのが、妻の近藤幸世です。幸世氏は幼少のころから虚弱体質でしたが、戦中・戦後の混乱のなかで、４人の子どもを産み育てました。しかし、その重労働により生来の虚弱体質がますます悪化。内科医の夫でも、妻の体を改善する方法を見つけることはできませんでした。

彼女をいちばん苦しめたのが、変形脊椎症という背骨のゆがみからくる背中痛です。現在でも、重労働や激しいスポーツをつづけてきた人、また心理的ストレスのある人にこの症状が増えています。そのほかにも吐き気やめまい、偏頭痛、肝炎、慢性のかぜなど、抱えた症状はじつに19にものぼり、病院をまわっても途方にくれるばかりでした。

そんなおり、ふと手にとった本のなかに、こんな記述を見つけました。

「外国でも脊椎症は多く、その対症療法は手術かコルセットをはめる、もしくは運動をすることである」

自彊術実践・普及で人生を謳歌

昭和30年代当時、日本ではまだ「運動はスポーツ選手など特別な人がするもの」との認識が一般的でした。もちろん、病弱な彼女も少女時代から運動などしたことはありません。

しかし、偶然にも自彊術の実践者、久家恒衛氏（78ページ参照）と出会ったことから、思いきって自彊術を始めてみることにしました。40代半ばからのチャレンジです。

スタートから1年後、両手でも数えきれなかった症状はいつのまにか消えていました。それどころか、日に日にエネルギッシュになっていく自分さえ実感できたのです。

夫・芳朗とともに、二人三脚で自彊術の普及活動をスタートすると、昭和49年（1974）には「自彊術普及会」を発足。さらに各国で開かれた「世界スポーツ医学会」にも出席し、自彊術を世界へと伝えていきました。

普及活動のかたわら、家事全般をこなしながら茶道、社交ダンス、太極拳など、自彊術で得た健康を土台に趣味を楽しむ日々。90歳の声を聞いても、口ぐせは「いまがいちばん元気」というほど人生を謳歌し、自彊術の効果をみごとに体現したのです。

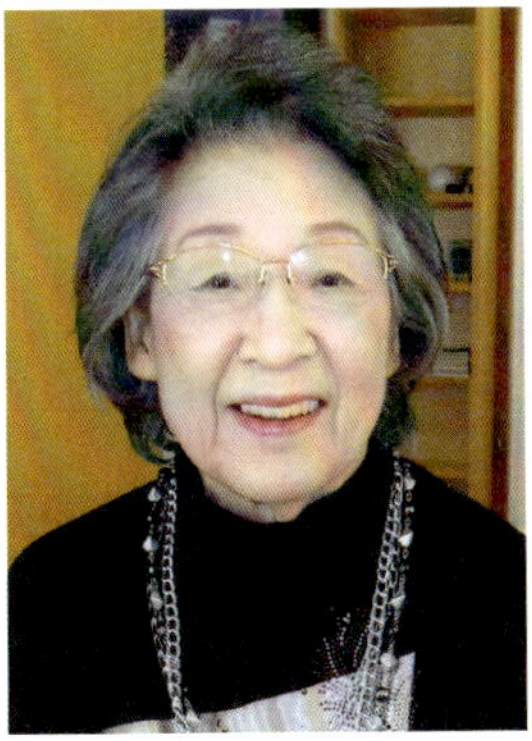

近藤幸世
（こんどう・さちよ）

1920年、福島県に生まれる。1941年、近藤芳朗と結婚し二男二女をもうける。1964年、久家恒衛氏より自彊術を学ぶ。以降、自彊術の普及につとめ、夫の跡を継ぎ自彊術普及会・第3代会長に就任。

自彊術の歴史 7

受け継がれる31の動作

母ゆずりの病弱な少女が変身

自彊術普及会は、昭和62年（1987）に文部省所管の社団法人に、そして平成23年（2011）には内閣府から公益法人の認定を受けました。

全国的に活動し社会に貢献する団体へ――。そんな志をもち、現在、自彊術の普及に奔走するのが、自彊術普及会の現会長、久保穎子です。

近藤芳朗博士を父に、幸世を母に神戸の地に生まれた久保氏は、母ゆずりなのか、少女時代からやはり病弱でした。

小学生時代は、急性腎盂炎で学校を2ヵ月も欠席し、卒業式に出られず。中学時代は修学旅行に行けませんでした。高校時代は遅刻と早退のくり返し。「家から近いところを」と選んで進んだ大学でも腹痛で緊急入院してしまいます。

結婚後、流産2回の後、2男1女に恵まれますが、持病の腹痛をはじめ偏頭痛、扁桃炎、肥満、肩こり、吹き出ものに苦しむ日々がつづきました。

そのころ、実家に帰ると母が毎日、自彊術をしていました。そのうち、父も患者さんを集め、母と協力して自彊術の教室を開くようになりました。両親の活動を見ているうちに、「私もしなくちゃならないなあ」と、彼女も自彊術を実践することにします。

先人の熱意と努力を受け継ぎ100年

最初はしぶしぶ、なんとなく、からのスタート。しかし、母から基本を学び、毎日実行するようになると、効果はてきめんでした。

全身が引き締まり肥満とは無縁に。手放せなかった偏頭痛の薬も、いつしか必要のないものに。気づけば子どもにあまりかんしゃくを起こさない自分がいました。

身をもって体験した、嬉しい〝心身の変化〟を、できるだけ多くの人に伝えたい――。普及につとめる両親の思いに心から共鳴した久保氏は、昭和52年（1977）、自彊術の講師として本格的に指導・普及活動をスタートさせたのです。

80～90年代には国際運動医学会に出席し、自彊術について発表。平成8年（1996）からはスペイン、イギリスの柔道家たちに自彊術を指導するなど、現在も日本から世界へ自彊術を発信しつづけています。

自彊術の誕生からまもなく100年。31の動作は、あらゆる治療法や健康法はもちろん、普及をめざした先人たちの熱意と地道な努力の結晶として、これからも受け継がれていきます。

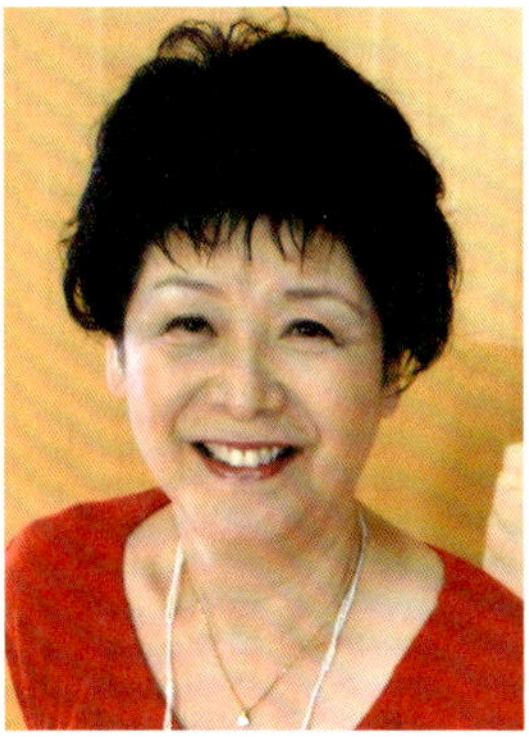

久保穎子
（くぼ・えいこ）

1944年、神戸で生まれ、10歳まで福島県の無医村で育つ。1967年学習院大学卒業。病弱であったが1975年より父・近藤芳朗、母・幸世の薫陶をえて本格的に自彊術を学び、丈夫な体になる。国内外で自彊術の指導、普及につとめ、2013年より自彊術普及会・第4代会長に就任。

COLUMN #3

アンチエイジングの大先輩がいた！

自彊術を現代に復活させた近藤芳朗博士と妻・幸世が最初に指導を受けたのが久家恒衛氏です。

出会った当時、久家氏は88歳。すでに60年間、毎日欠かさず自彊術を続け、元気そのもので文筆活動をしていました。

久家氏は95歳で大往生をとげますが、「ぜひ自分を解剖して、自彊術の効果を証明してほしい」との遺言にしたがい、近藤博士は東大病理学教室での解剖に参加します。

解剖結果を見た近藤博士は、ショックに近い驚きをおぼえました。久家氏の肉体があまりに若々しかったからです。残された解剖所見からも、それは明らかです。

「この患者の特徴は、大動脈、各臓器の動脈硬化がほとんど無いこと、95歳の年齢では驚異に値する。脳もそうである。それから内分泌系統も充分に活動していたという証拠がある」（『自彊術の医学』）

本来、「血管とともに老いていく」というのが人間のカラダのメカニズム。しかし、久家氏にかぎっては95歳にして30代の血管を保ちつづけていたそうです。自彊術の効能を身をもって証明した久家氏は、私たちが見習うべき“アンチエイジングの大先輩”でもあるのです。

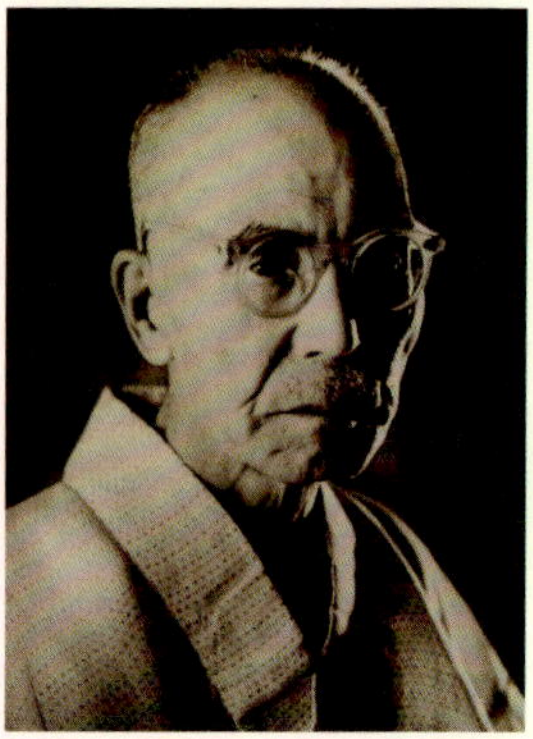

近藤博士の患者で自彊術の実践者だった久家恒衛氏

Part. 4
自彊術のヒントとプラスアルファ

CONTENTS

自彊術継続のヒント①

継続は〝健康〟なり

カラダを動かすことを継続するのは誰でも根気がいるもの
自彊術を楽しく続けるためのヒントをご紹介します

他の運動やエクササイズと同じく、自彊術も〝続ける〟ことに意味があります。眠っていた筋肉や神経を目ざめさせ、しなやかで丈夫なカラダを取りもどすには、やはりそれなりの時間がかかるからです。

では、毎日15分の動作をムリなく、長く続ける秘訣は？　そのヒントを探るには、まず「続けられない理由」をあげて、解決策を考えていくことが得策です。

続けられない理由、そのひとつめは「テキストや映像どおりにうまくできず、楽しくなくなってしまう」こと。完ぺき主義の方に多い理由です。

そもそも、自彊術は〝競技〟ではありません。うまい、へたを競ったり、さっさと終わらせたほうが勝ち、というものではないのです。**ぎこちなくても、ゆっくりでもいい、できるだけ正確に行うことを心がけましょう。**ほかの人とくらべることなく、楽しみながら続けていけば、自然と心身に変化がおとずれます。

ただし、効果があらわれる時期は人それぞれ。「効果を実感できず、すぐにあきてしまう」という声をよく聞きますが、もともとの体力や柔軟性、年齢によっても〝効きはじめ〟の時期はちがってきます。まわりの声にあせることなく、「カラダづくりは時間がかかるもの」と気楽に考えマイペースでつづけましょう。

続けられない理由でいちばん多いのは、なんといっても「忙しいから」です。

でも、ちょっと考えてみてください。

仕事やプライベートでどんなに忙しくても、私たちは食事や歯みがき、お風呂の時間を確保していますよね？　生涯にわたって自分のカラダを活き活きと、若々しくキープしてくれるとしたら、**自彊術も生活習慣化しない手はありません**。

習慣化のコツは「起床→歯みがき→自彊術→朝食」「自彊術→夕食→入浴→就寝」など、**毎日必ずやっていることの前後に自彊術を組み入れる**こと。最初は面倒くさくても、その時間になれば自然とカラダが動くようになってきます。

これで“三日坊主”を卒業!

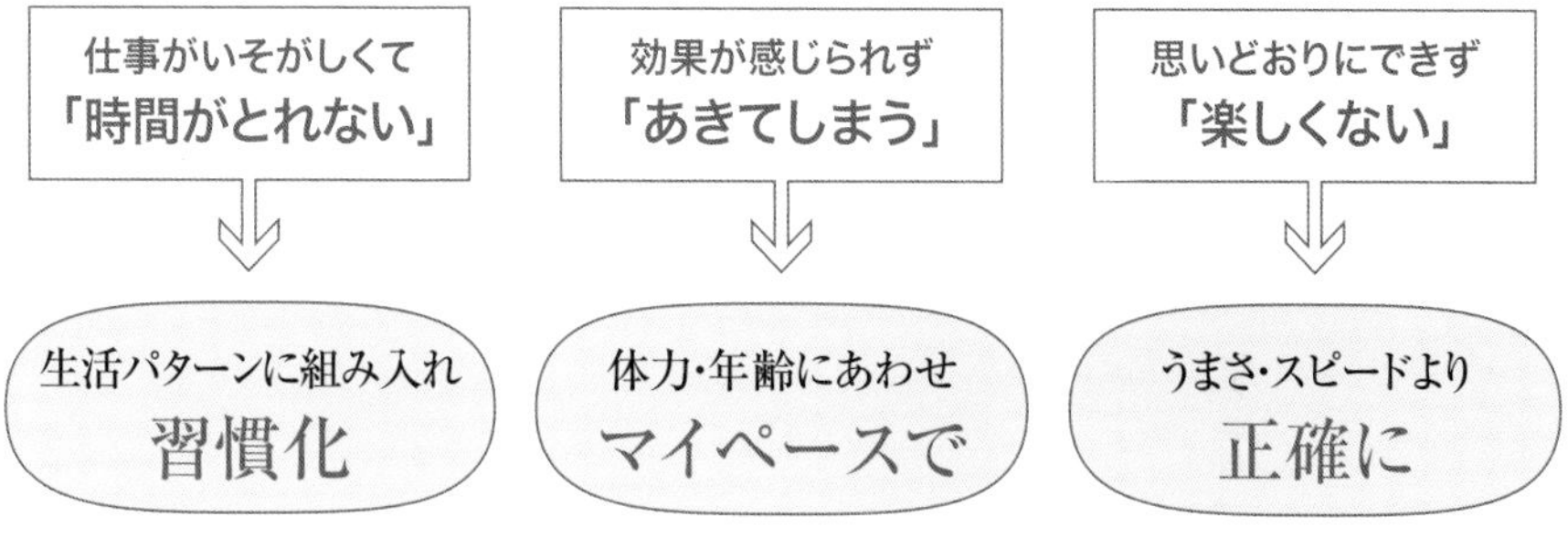

仕事がいそがしくて「時間がとれない」
効果が感じられず「あきてしまう」
思いどおりにできず「楽しくない」
生活パターンに組み入れ 習慣化
体力・年齢にあわせ マイペースで
うまさ・スピードより 正確に

自彊術継続のヒント②

自彊術に向く人、向かない人

自彊術を長く続けられない人にはいくつかのパターンがこれはすべてのエクササイズに当てはまりそうです

最初に言ってしまいますが、**自彊術は実践する人を選びません**。ウォーキングさえ挫折してしまった方でも、50代、60代からはじめた方でも、自彊術の効果に〝ハマった〟ことから、長く続けている方はたくさんいます。

それでも、やっぱり続かないという場合、挫折に至るまでにはやはりいくつかの共通パターンがあるようです。

そのひとつが、**すぐ結果を求めてしまうこと**。一日も早く不調を改善したい、痩せたいと思うあまり、頑張りすぎてしまうのです。ところが、思うような成果があらわれず、そのうち息ぎれして、結局フェードアウト……。これでは頑張った日々がムダになってしまいます。

運動に限らず、趣味でも勉強でも上達や成績アップのコツはルーティーン、つまり〝くり返す〟ことです。少し時間はかかりますが、ひとたびアタマやカラダに刷りこまれた情報は、そうカンタンに消えることはありません。錆びついたカラダがスムーズに動きだすまで、**「頑張ること」より「続けること」を優先しましょう。**

これとは逆に、**最初から頑張るのをあきらめてしまう**人もいます。「トシをとったら体力が落ちるのは当たり前。そのトシなりに生きていくのが自然」というわけです。一見、正しいように思えますが、本当にそうでしょうか。

ヒトのメカニズムについて、興味深い説があります。

私たち人間は、食べることについては本能が「食べなさい」と死ぬまで指令をおくる。対して、**カラダを動かすことに関しては、年齢を重ねるほど「動きたくない」という指令を**送るというのです。

自然の呼び声に敏感な他の動物とはちがい、人間は意識的に自分を叱咤激励しないと、どんどんナマケ者になってしまうというわけです。

まして、人間に代わって便利なマシンがなんでもやってくれる現代。ナマケたままカラダを放置しているのは、むしろ〝不自然〟そのものとはいえませんか?

スタートダッシュで頑張る必要はナシ。とはいえ、あきらかに**運動不足で不自然なカラダを卒業するには、一歩踏みだす馬力も大切**です。その、ほんのわずかな馬力さえあれば、自彊術はどんな方でも始められ、また、続けられる生涯運動なのです。

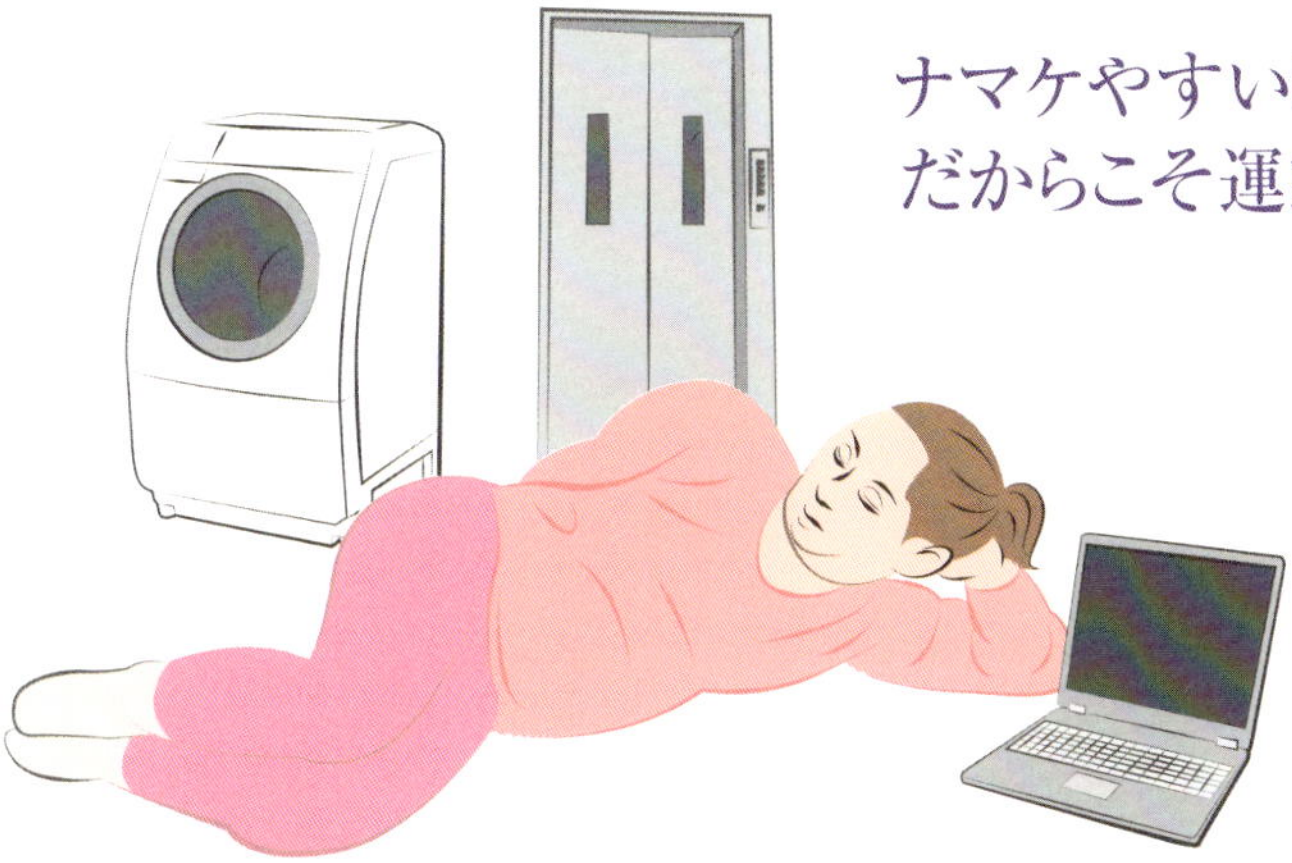

ナマケやすい時代だからこそ運動を!

自彊術継続のヒント③

わずか? されど! 37キロカロリー

消費カロリーの数字だけにこだわる時代は過ぎました
健康的で締まったボディを手に入れるために必要なこととは?

自彊術をやったら、カロリーはどれくらい減るの? ダイエットしたいと思っている人ならだれでも、ついつい気になってしまいますよね。

自彊術を15分間おこなったときのエネルギー消費量は、約37キロカロリー。1分間に2.4キロカロリーの計算になります。エネルギー代謝率(ある運動での代謝が基礎代謝の何倍にあたるかを求める値)でいうと、ラジオ体操や急ぎ足程度です。

37キロカロリーといえば、レモン1個ぶん。自彊術を朝晩2回やったとしても、生卵1個ぶんです。たったそれだけ? と思った方も多いのではないでしょうか。そんな方は「ダイエット=カロリーを減らす」という考えから、そろそろ卒業しませんか?

カロリーの数字にとらわれていると食事制限に走ってしまい、カラダづくりに必要な栄養素が不足し、筋肉も削られていってしまいます。そうなると、動くこと自体がおっくうになり代謝が落ちてしまう、つまり、やせにくいカラダへ向かって一直線というわけです。

その点、自彊術は基礎代謝そのものを高めることができます（29ページ参照）。さらに、31の動きのなかには腹筋や腕立てふせ、スクワットなど、筋トレの要素も含まれているので、筋肉が削られることもありません。むしろ締まるべきところが締まり、メリハリのあるボディになります。

しかも、エネルギー消費量の多いスポーツやエクササイズは必ず疲れが残りますが、自彊術はわずか37キロカロリーの消費量で、盛りだくさんのメリットを実感できるのです。

レモン1コ、生卵1コぶんの消費カロリーでも理想のカラダ、理想の健康は手に入ります！

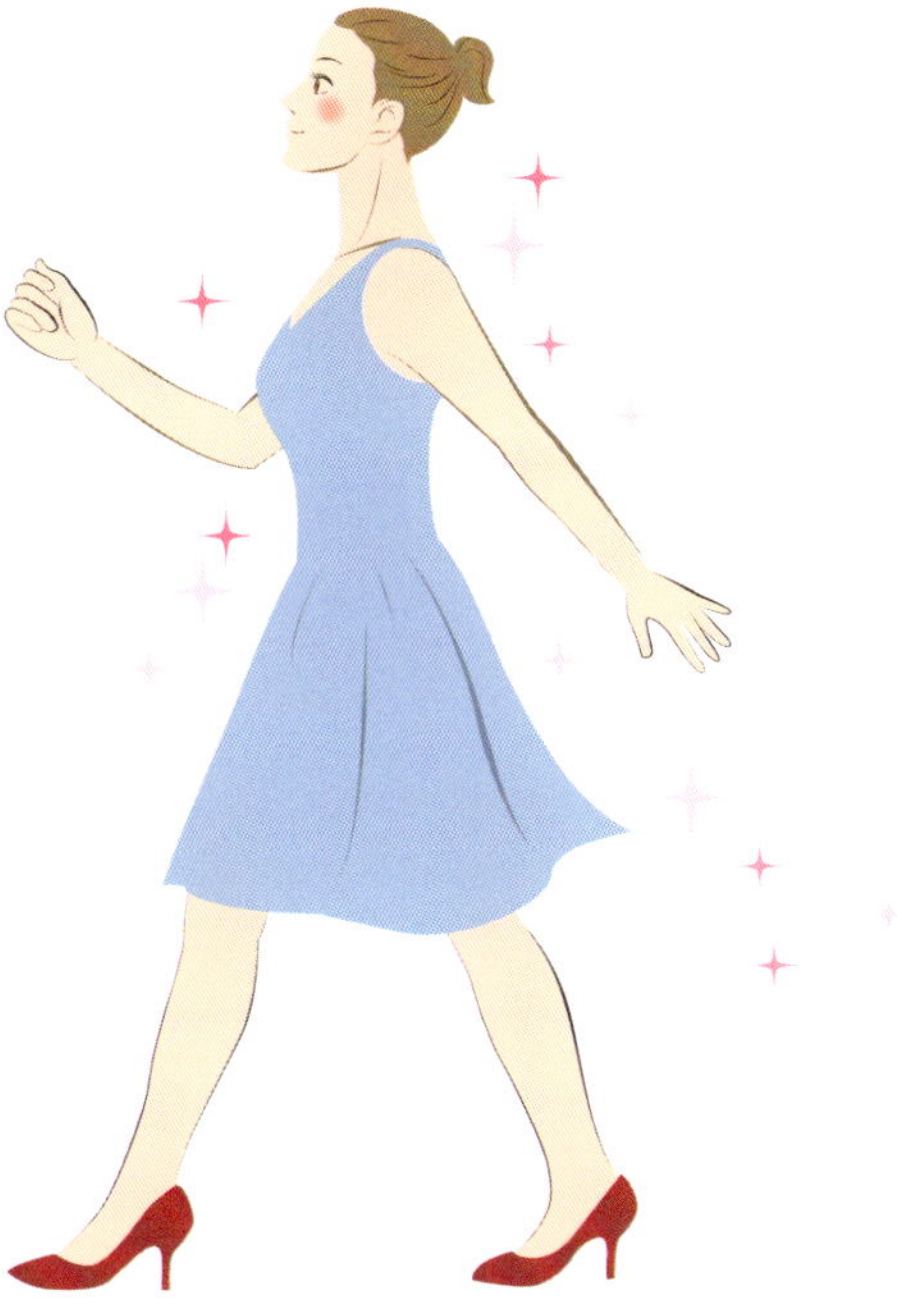

ツボ刺激でリフレッシュ!

自彊術プラスアルファ

顔と足のツボ刺激で心身ともにリフレッシュ
自彊術前に行えば、自彊術の効果もさらにアップ!

顔には大切なツボが集中していますが、自彊術にはそのツボを自分の手のひらで刺激するような動きは入っていません。

そこで、自彊術プラスアルファとして目、鼻、口、耳、首にあるツボを押したり、こすって刺激する方法をご紹介しましょう。顔全体を集中的にケアすることで、頭部から首すじにかけての血流がうながされ、頭がシャキッとします。血行もよくなりますから、女性には嬉しい美肌効果も期待できます。

さらに、疲労が蓄積しがちな足元にもアプローチ。足もみで、足全体をていねいにもみほぐしましょう。疲れが取れるのはもちろん、むくみの解消にもつながります。また、道具を使うより即効性が高いので、足全体がポカポカしてきます。女性を悩ませる冷え性にも、おおいに効果を発揮してくれます。

このプラスアルファを自彊術の前に行うと、自彊術の効果がさらにアップします。

【顔こすり】

1. 指を引っ張る

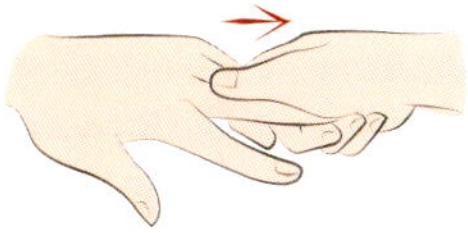

❶右手で左手の指を親指から1本ずつもみながら引っ張る。同様に左手でも行う

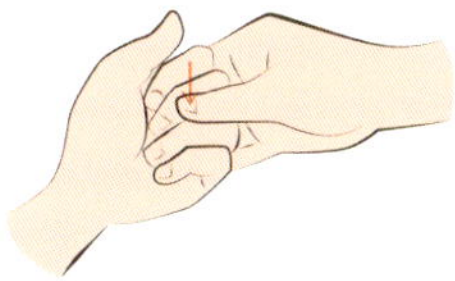

❷左手の指を親指から順に折り曲げ、右手の親指で第1関節を押す。右手も同様に

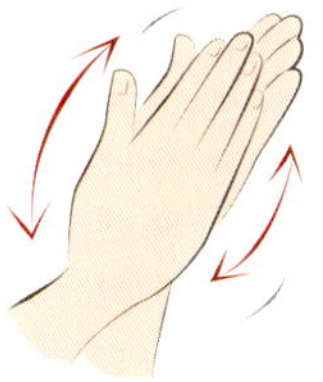

❸手のひらを合わせ36回こする

2. 顔の各部分を両手でこする

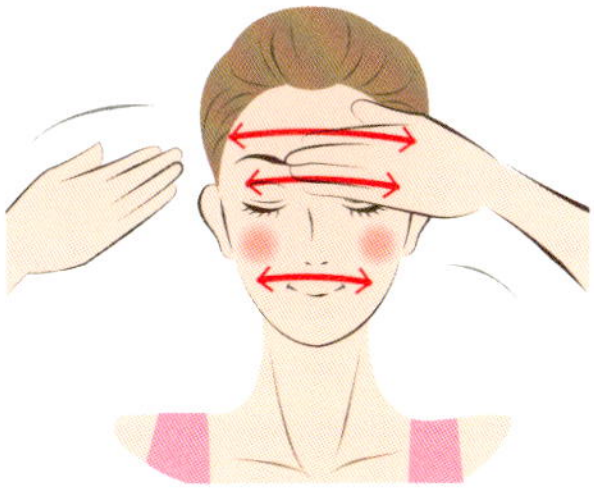

❶両手を交互に額にあて軽く20回こする。つづけて目の上、鼻の下も20回こする

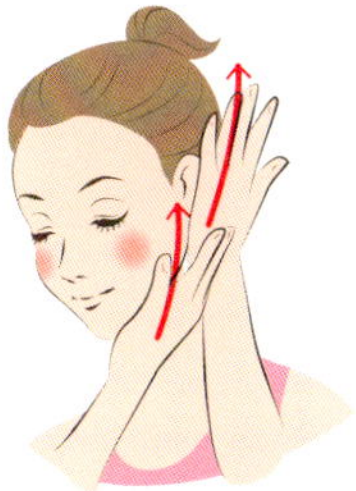

❷両手を交互に左のほほにあて、下から上に向けて20回こする。右ほほも同様に

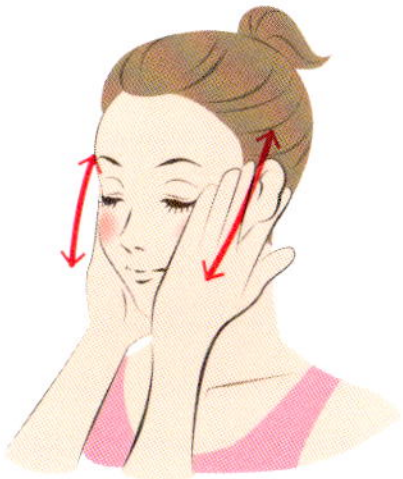

❸左右の耳を人差し指と中指ではさみ、上下に20回こする

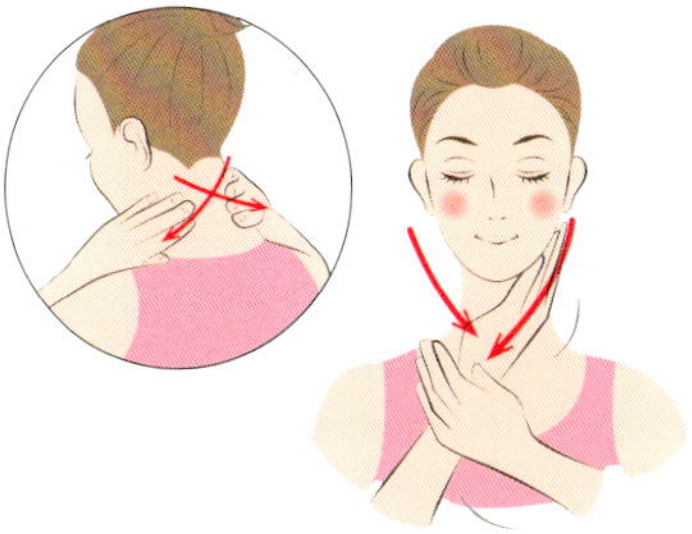

❹あごの前で両手をクロスさせ、首の前を上から下に向けて20回こする。首の後ろも同様にこする

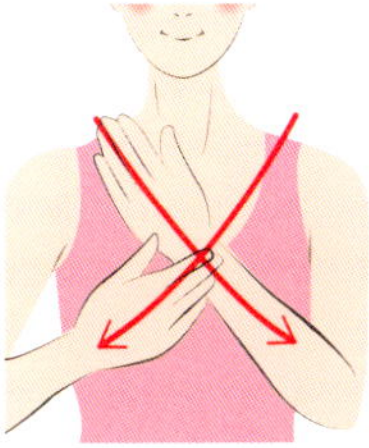

❺胸の前で両手をクロスさせ、交互に肩から鎖骨、胸の上まで上から下に向けて20回こする

3. 顔のツボを押す

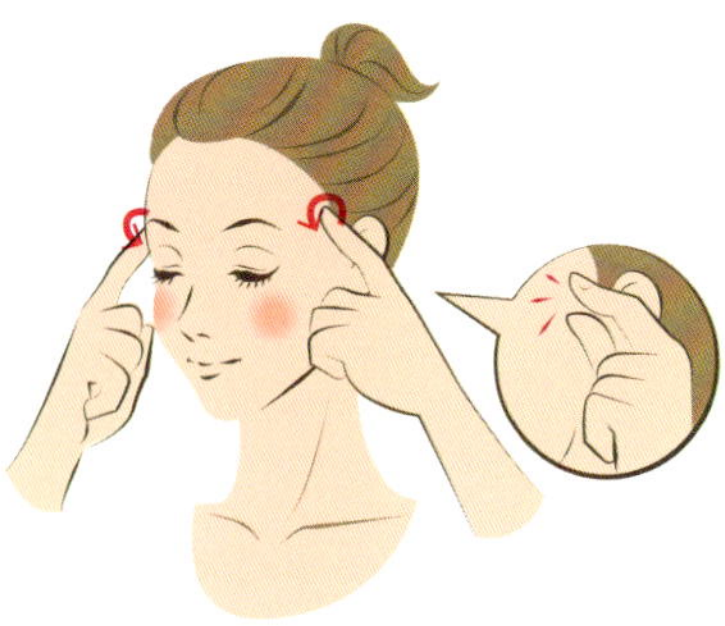

❶こめかみにある「太陽のツボ」に人差し指をあて、前にまわしながら10回もむ。同様に後ろにまわしながら10回もむ。続いて太陽のツボを親指と人差し指ではさみ、前にまわしながら10回、後ろにまわしながら10回もむ

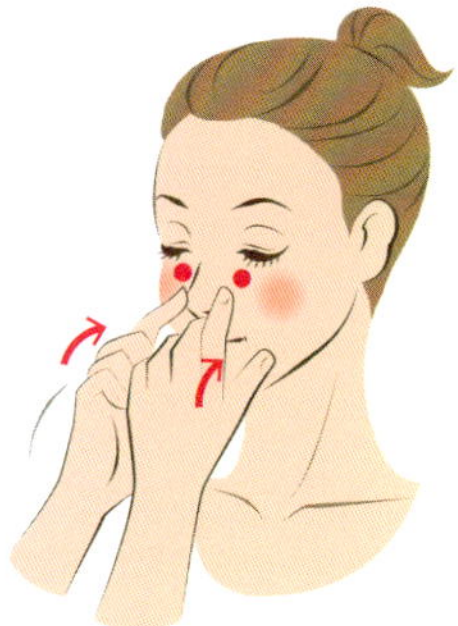

❷小鼻の両脇にあるくぼみ「迎香」のツボに人差し指をあて、奥に向かって6回押す

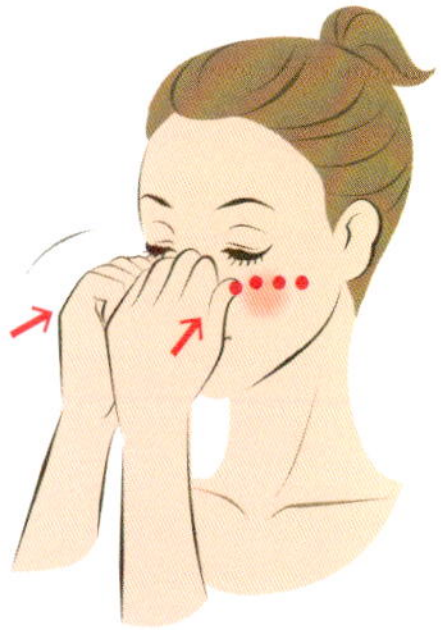

❸頬骨の下のくぼみ「下関」のツボに親指をあて、内側から外側に向かって4ヵ所押す。これを3回くり返す

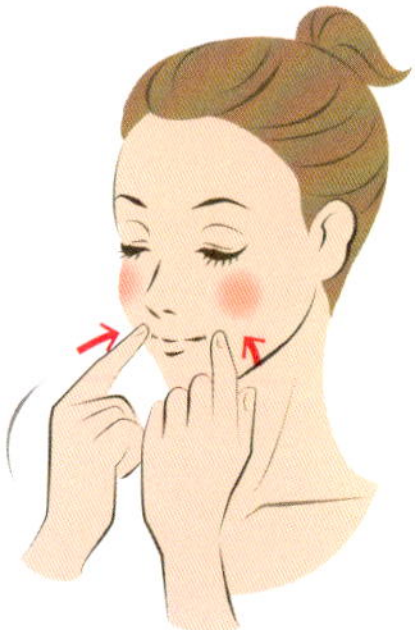

❹口角の両端「地倉」のツボに人差し指をあて6回押す

4. 耳と首のツボを刺激する

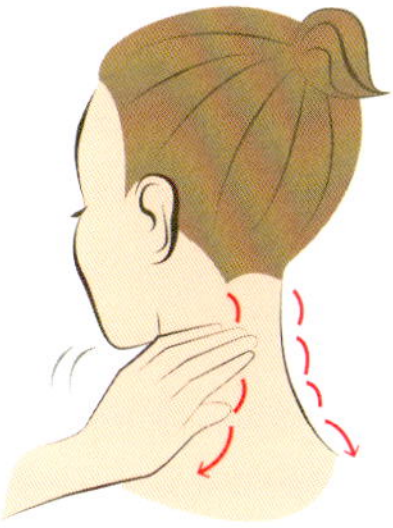

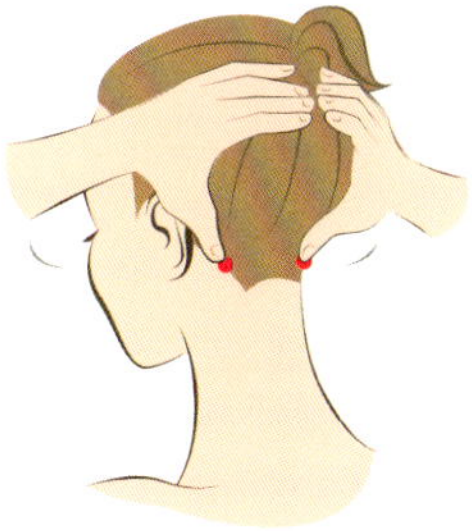

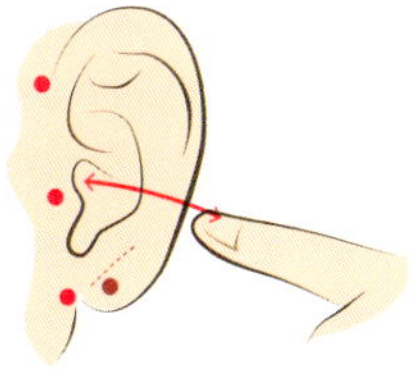

❶耳たぶのつけ根を人差し指で、つけ根の後ろ、その前、中ほど、上の順に押す。これを3回くり返す。次に人差し指を耳の穴に入れ、すぽんと抜く。これを6回くり返す。

❷うなじの生え際にある「風池のツボ」を親指で6回押す

❸首の後ろにある左側の太い筋を、中指と薬指で上から下に向かって押しながらもむ。4回くり返したら右側も同様に

5. 口のまわりと頭部をたたく

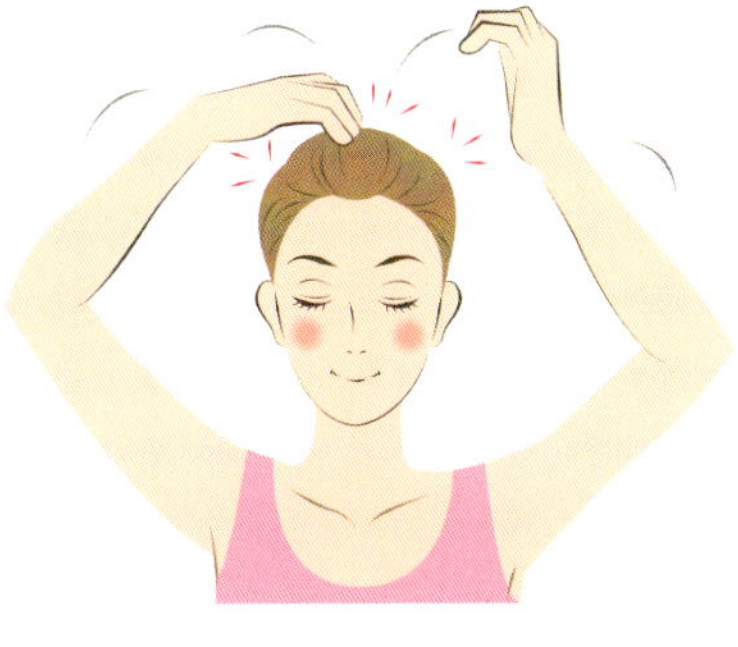

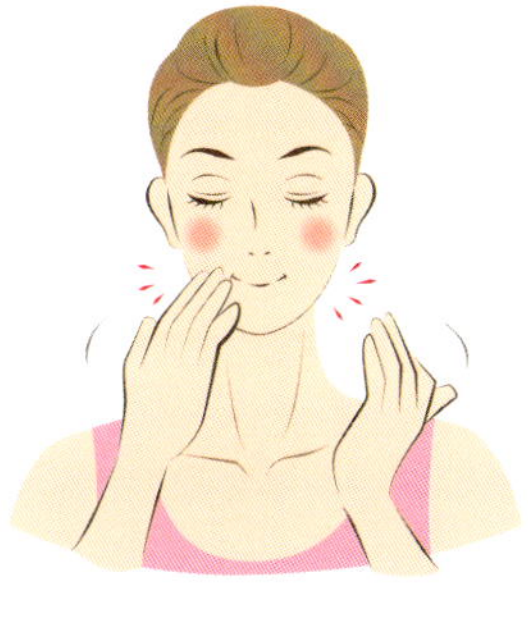

❶口のまわりを両手の指先で交互に50回くらい軽くたたく

❷脳天にある「百会」のツボを中心に、頭の上を両手の指先で交互に50回くらい軽くたたく

【足もみ】

1. ヒザ上をもむ

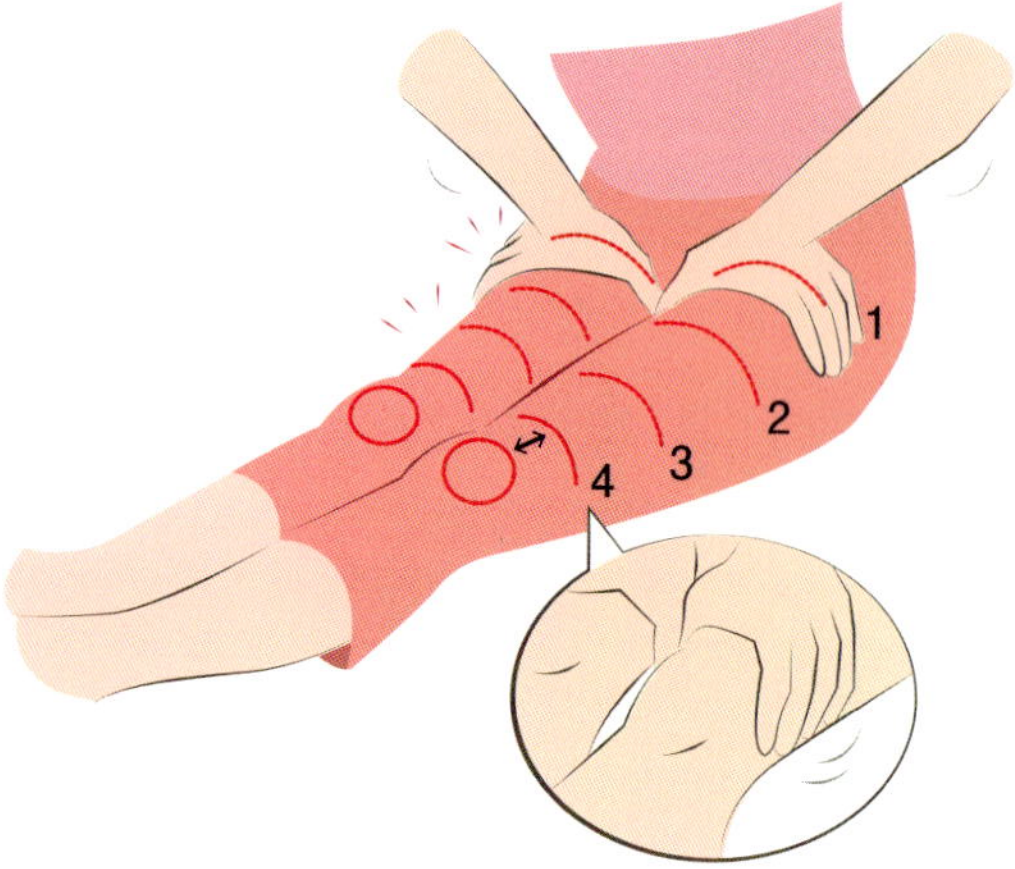

●左右の足のつけ根をつかみ、3カ所にわけて押しながらもむ。4番めにひざ上3㎝のところを10回もむ

2. ヒザ下をもむ

●ヒザ下3㎝（5）のところを10回もむ。3ヵ所（6, 7, 8）にわけて押しながらもむ。最後に足首（9）をぎゅっとつかむ。これを3回くり返す

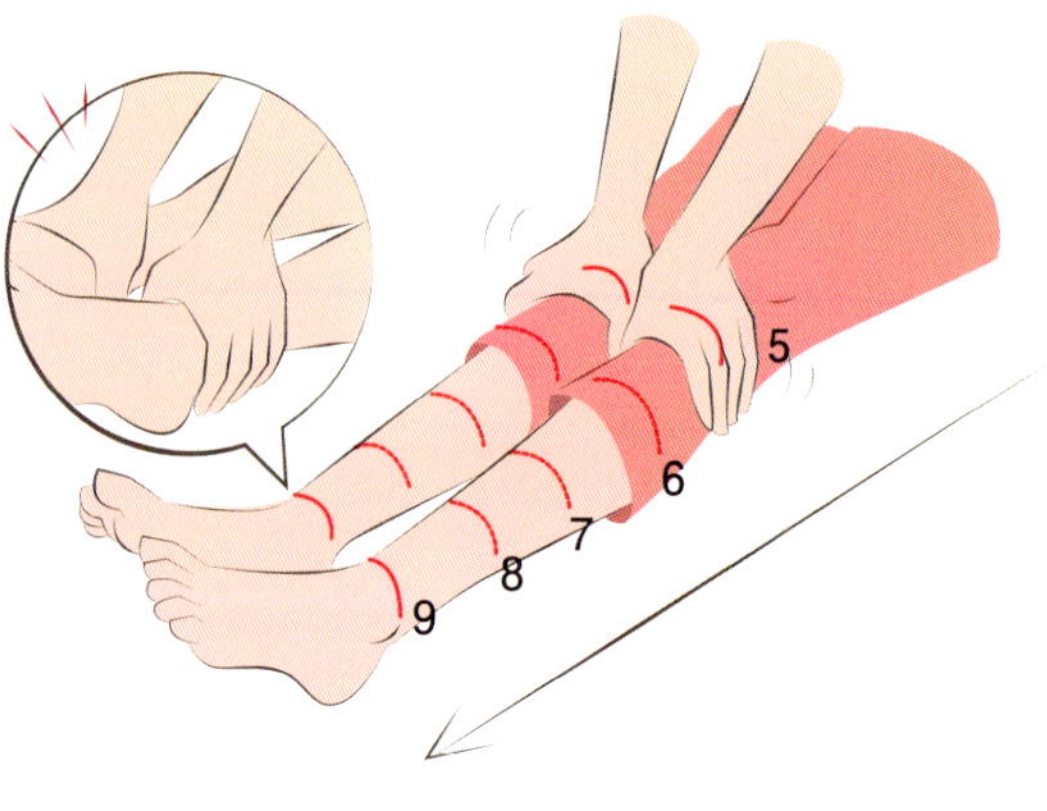

3. アキレス腱をもむ

●左足を左手で支え、アキレス腱を右の親指と人さし指で上から下へ4ヵ所もむ。これを4回くり返す

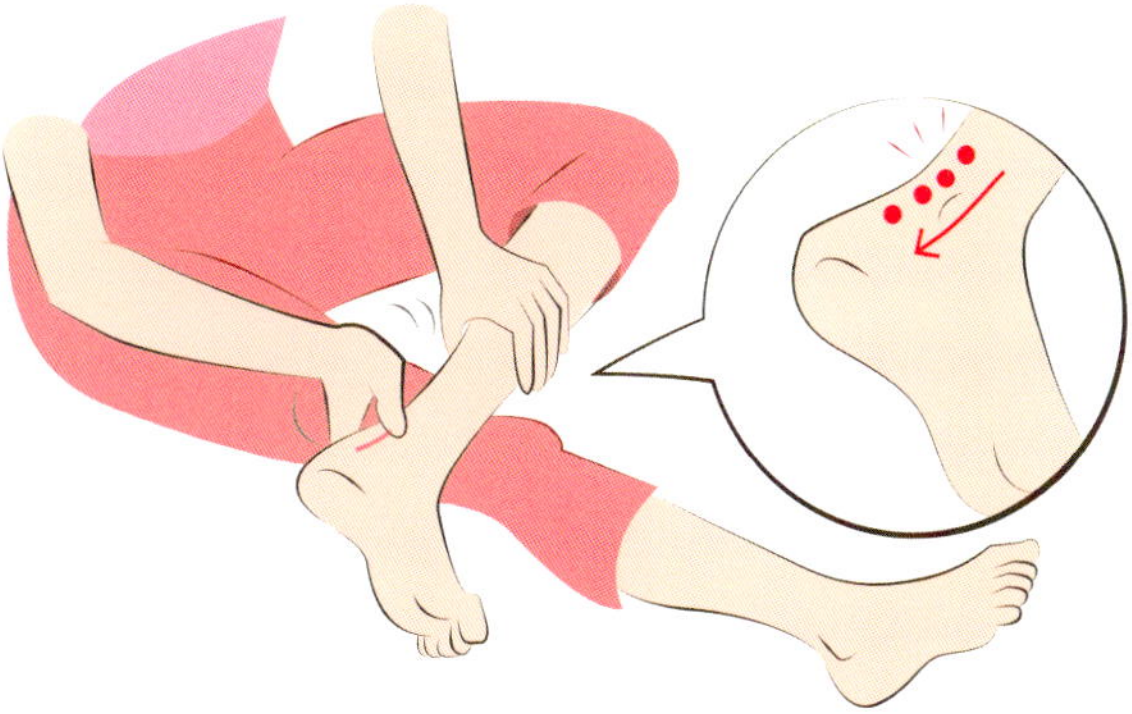

4. 足首をまわす

●左手で足首を、右手で足先を持ち、外側、内側に10回ずつまわす

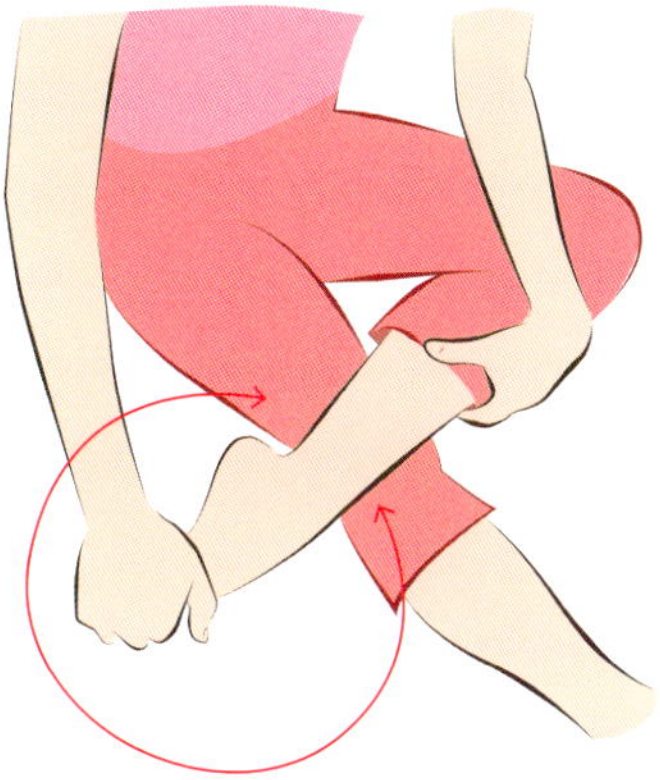

5. つま先を曲げたり反らしたりする

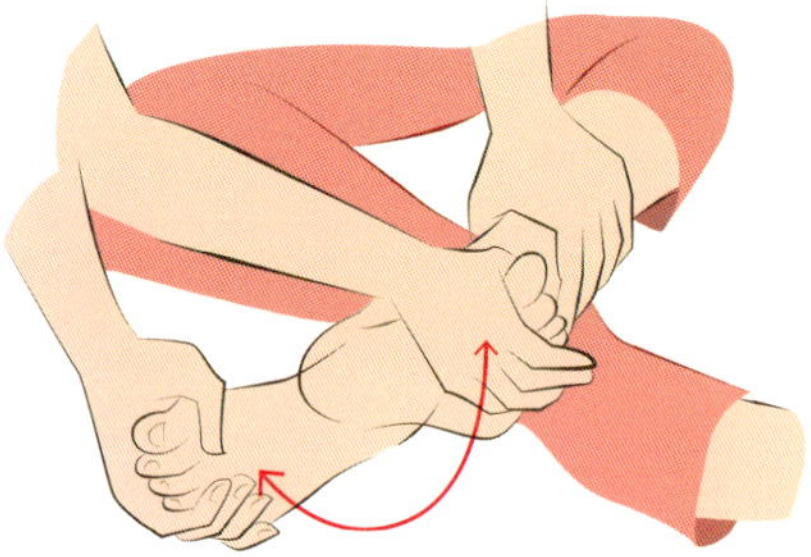

●つま先を手で持ち、曲げたり反らしたりを10回繰り返す

6. 足の指を引っ張る

●左足の指を1本ずつ側面、裏表をもむ。指先は少し強めに引っ張る

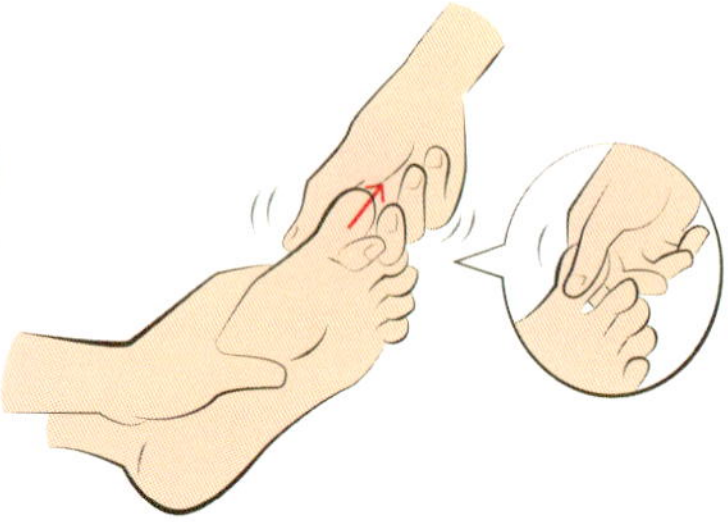

7. 足の甲を押しながらもむ

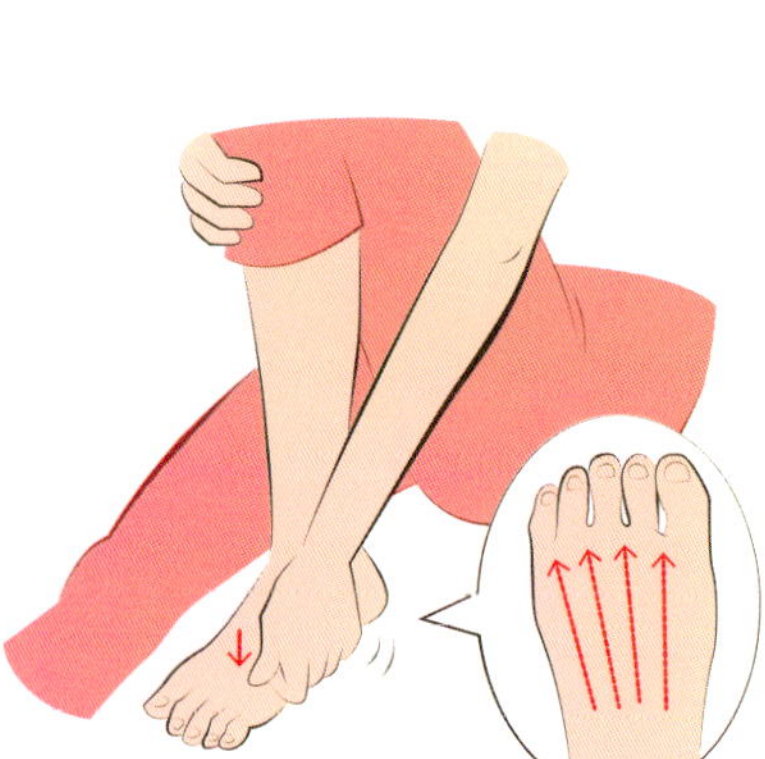

●左ヒザをたて右手でひざ下を抱える。左手の親指で、足の甲の骨と骨のあいだを押しながらもむ。小指から親指の順に、足首側からつま先に向かって押していく。親指まで来たら、もう一度小指のほうに戻る

8. 湧泉のツボを押す

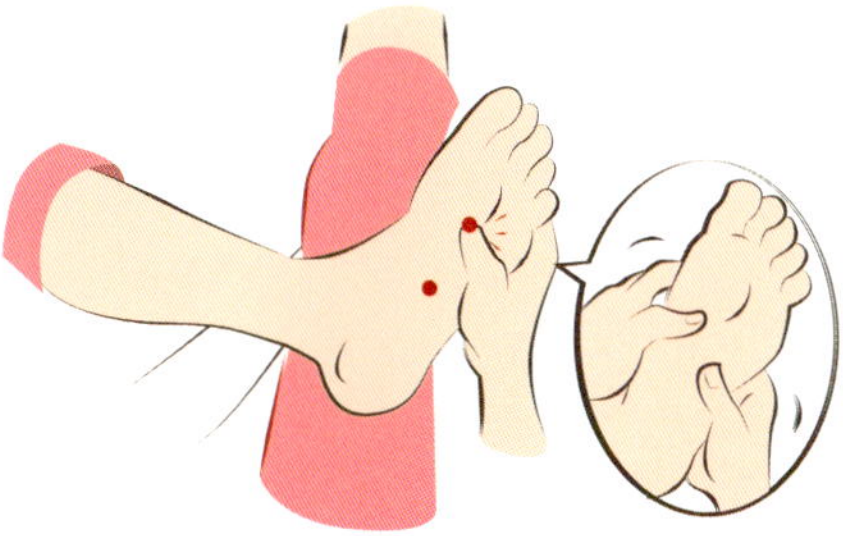

●左足の裏にある「湧泉」のツボ（土踏まずのいちばん上にあるツボ）を右手の親指で6回押す。次に土踏まずの真ん中を6回押す。続いて両手の親指で交互に足裏全体をもむ

9. 土踏まずをげんこつでたたく

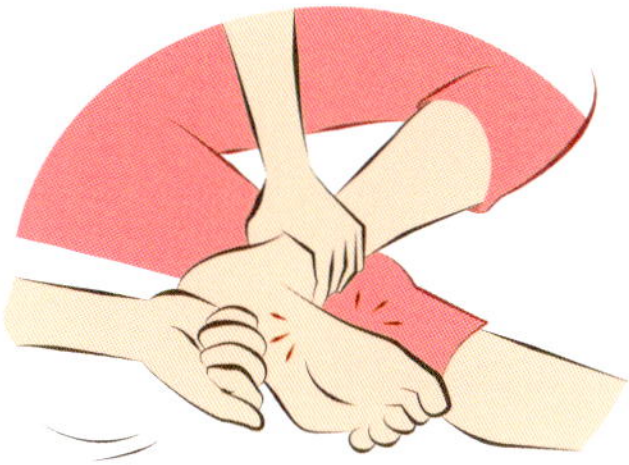

●左足首を左手でしっかり持ち、右手のげんこつで土踏まずを30回くらいたたく

10. 足首を上下に振る

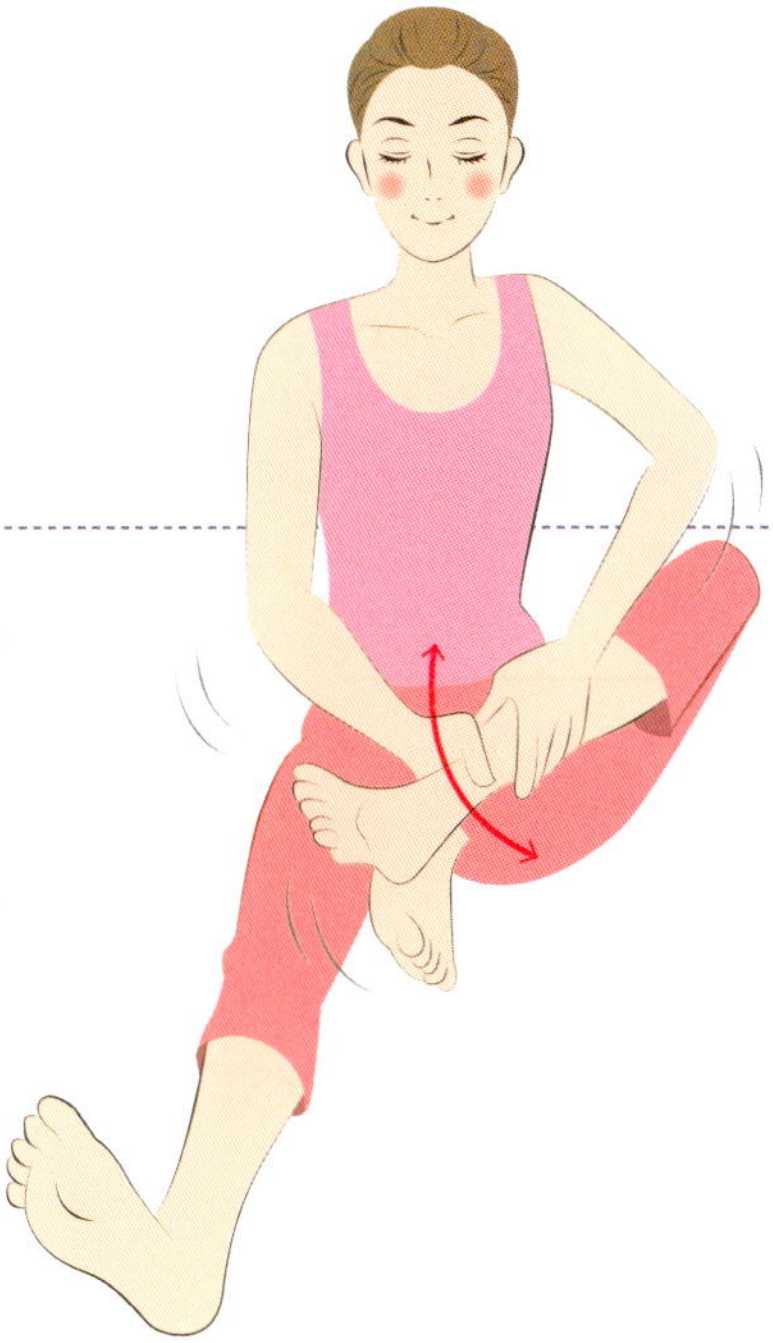

●両手で足首をしっかり持ち、上下に30回くらい振る。ここまで終わったら、右側の足も3～10まで行う

監修者のことば

みなさんは、どのような目的で本書を手に取りましたか?

若い方なら、痩せたい、シェイプアップしたい、また「美肌」や「美脚」「心身のリフレッシュ」などの言葉に惹かれた方もいるでしょう。中高年の方でしたら、アンチエイジング、メタボ解消、生活習慣病や寝たきり予防など、「健康」がキーワードになりそうですね。

いずれにしろ「自彊術」という、見慣れない、聞き慣れない言葉に好奇心をそそられ、ページを開いた方がほとんどだと思います。

好奇心や興味本位であれ、自彊術に出会った方は本当に幸運です。継続すれば先にあげた目的が必ず達成されるからです。ちょっと手前味噌に聞こえてしまいますか?でも、5万人を超える会員の方々の〝変身〟を目の当たりにし、何より自分自身が不調のデパート状態を克服したからこそ、確信を持ってそう言えるのです。

ただ、自彊術との出会いで真に幸福なのは、単に健康や理想の体型を手に入れることではありません。

自彊術は礼に始まり、第1動から第31動までの31の動作を行い、整理体操をして、再び礼で終わる体操です。1日15分から20分かけて、毎日この体操を続けていると、わずかな体調の変化、心の変化を繊細に感じ取れるようになります。

自分の体と向き合い、対話すること。そして、慈しみ、労わってあげること。自彊術31動を通してその大切さに気づくことで、自分を愛することができるようになります。そして、自分を愛することができれば心に余裕が生まれ、自然と他者の心や体を気づかうことができます。

外見だけでなく豊かな内面を養えるのであれば、これほど満ち足りた幸福はありませんよね?

自彊術は間もなく誕生100年を迎えようとしています。

歴史に翻弄されながらも現代まで営々と受け継がれているのは、数々の効能はもちろん、〝心を養う〟という自彊術の精神に、時代に左右されない普遍性があるからではないでしょうか。

本書を入り口に、ひとりでも多くの方がそんな自彊術の魅力に触れていただけたとしたら、これほど嬉しいことはありません。

2014年　6月

公益社団法人自彊術普及会　会長　久保穎子

DVDでよくわかる!

自《じ》彊《きょう》術《じゅつ》

2014年 6 月30日　第 1 版第 1 刷発行
2023年 7 月31日　第 1 版第15刷発行

監　修　公益社団法人　自彊術普及会《じきょうじゅつふきゅうかい》
発行人　池田哲雄
発行所　株式会社ベースボール・マガジン社
〒103-8482
東京都中央区日本橋浜町2-61-9　TIE浜町ビル
電話 03-5643-3930(販売部)
03-5643-3885(出版部)
振替口座　00180-6-46620
https://www.bbm-japan.com
印刷/製本　大日本印刷株式会社
DVDプレス　エムズカンパニー

ISBN978-4-583-10632-8 C2075